岭南中医世家

南方都市报 著

南方日报出版社
NANFANG DAILY PRESS
中国·广州

图书在版编目（CIP）数据

岭南中医世家 / 南方都市报著. — 广州 : 南方日报出版社,
2016.10
ISBN 978-7-5491-1415-3

Ⅰ. ①岭… Ⅱ. ①南… Ⅲ. ①中医师－访问记－广东省－现代
Ⅳ. ①K826.2

中国版本图书馆 CIP 数据核字(2016)第 115124 号

LINGNAN ZHONGYI SHIJIA
岭南中医世家

著　　者：南方都市报
出版发行：南方日报出版社
地　　址：广州市广州大道中 289 号
责任编辑：刘志一　　郑　颖
装帧设计：肖晓文
责任技编：王　兰
责任校对：阮昌汉
经　　销：全国新华书店
印　　刷：广州市尚铭印刷有限公司
开　　本：787mm×1092mm　1/16
印　　张：15.75
字　　数：220 千字
版　　次：2016 年 10 月第 1 版
印　　次：2016 年 10 月第 1 次印刷
定　　价：35.00 元

投稿热线：（020）87373998-8503　读者热线：（020）87373998-8502

网址：http://www.nanfangdaily.com.cn/press　http://www.southcn.com/ebook

序

传承是中医发展的密码

梁冬

什么是中医，中医的“中”字指的是什么？恩师邓铁涛先生说过，中医的“中”就是执中和谐，顺势利导。按照这个理念去治理国家，就很可能出现太平盛世，这就是古人说的大医医国。中医在民间发展了2000多年，绵延不绝，出现了一代又一代的名医，最主要的秘诀就是传承，家传、祖传，父子相传，师徒相授。曾经有位名老中医说，要想真正学好中医，只有两个字——师承。我有位老师，多年研究中国的历代名家，发现很多名家都是家族传承，很多名家都有血缘关系。实际上，不仅仅是中医，在中国传统的很多行业中，都有家传的现象。在美国、德国，同样有家传，比如说美国的政治家族，后代更容易成为政治家，德国的手工业家族代代传承。

因此，如果说职业发展有背后隐藏的密码，那就是家族传承。我认为，重要的事情往往不是从学校学到的，而是从家族传承中学到的，学校永远不可能给予家族所能给予的。

对于中医世家来说，从小就跟随在父亲、爷爷身边学习，耳濡目染，言传身教，几十年下来，对于中医经典的理解，对于望闻问切的把握，对于经验秘籍的领悟，这些在学校中是学不到的。在中国漫长的历史时期中，中医基本上是在民间发展，这是支撑和维系一个家族发展的重要手艺。古话说，师傅领进门，修行在个人。特别是对于中医这样形而上和形而下二合一的学问来说，有些事情只可意会，不可言传。如果没有师傅领进门，可能这一辈子都在门外徘徊。

北宋大儒张载的传世名言是：为天地立心，为生民立命，为往圣继绝学，为万世开太平。具体到家族个人来说，继承了家族的事业，也就是传承了文化。

《南方都市报》多年来一直在对广东的历史文化进行深入挖掘报道，几年前专门做过中医世家系列报道，选取了岭南20多个中医药家族，采访中医世家的后人、弟子，以口述历史的方式讲述家族的传承与发展。每一个家族都通过不同的侧面来呈现，从概括家族总体发展的历史枢纽，到家族后人的真切回忆，从中医世家的传承谱系，到家族故事。在生动鲜活的追忆中，每一个中医世家的发展脉络、家庭生活、社会交往、子女教育等都如一幅幅画卷般生动地呈现在我们面前。人生的因缘际遇，家族的浮沉变迁，若隐若现，反映了大时代中的世道人心。书中很多细节之处画面感很强。比如说，吴维城的父亲吴灼燊医德高尚，为人和蔼，“文革”期间，两派斗得厉害，但看见吴灼燊走过，都说“先不要吵，让吴老先过”，过后再继续大辩论。

更令我感动的是，每一位家族故事中都充满了人生的智慧，中医的仁心仁术打动人心。梁乃津80多岁还坚持出诊，为了不让病人久等，忙得没时间上厕所。杜淦珍告诫儿子陈澄说，当医生就不要赚钱。多少老中医救死扶伤，施医赠药，甚至送药上门。即使在抗战的乱世中，在“文革”特殊时期，同样如此。中医世家传承的不仅仅是医术，更是医德，一种精神，一种气质。

今年春节刚过，国务院印发《中医药发展战略规划纲要（2016—2030年）》，这表明中医药的发展已经上升到国家战略的高度，中医药发展迎来了重大的机遇。广东作为中医药的大省强省，必将有更为广阔的发展前景。在此天时地利人和之际，南方都市报原资深记者宋金绪主编的《岭南中医世家》一书出版，我非常乐意推荐，希望有更多的人了解关注中医文化，了解中医的传承。

是为序。

（作者为正安中医创始人、董事长，凤凰卫视原著名主持人，百度原副总裁）

目录

梁翰芬家族

四代名医一脉源
杏林春满誉南天

历史的枢纽

中医代有传承

在梁氏家族三代行医之中，两次惊动过卫生部。20世纪50年代，广州中医学院刚成立之始，为了让孙子梁颂名继承自己的中医事业，梁翰芬亲自致电卫生部部长，希望梁颂名分配到广州中医学院。在卫生部的协调下，梁颂名从北京医学院毕业后直接到广州中医学院报到。1999年，香港中文大学成立中医学院，希望邀请60多岁的梁颂名前去任教，而广州中医药大学不愿割爱，同样，香港中大请求卫生部出面协调，梁颂名才去了香港。祖孙俩两次惊动卫生部，从侧面可以反映梁氏在中医界的影响力。

梁翰芬学习中医的时候，还在晚清。这位清末的监生，起初在乡间教书为主。梁翰芬的家乡在番禺禺北兔岗村，相当于今天广州白云区人和镇明星村。可能是受到同乡中医治病救人的感召，梁翰芬拜当地的名中医为师，走上了中医的道路。在清末民初的广东省医生考试中，梁翰芬一举夺魁。随后，梁翰芬受聘于广州方便医院。这本是一家慈善医院，乃广州九大善堂之首。梁翰芬凭借自己的医术，挽救了不少重病患者的生命。

1918年，梁翰芬回到家乡附近的鸦湖村执教私塾，并带徒授医。其后，梁翰芬在广东中医专门学校任教，这家学校在广州中医史上有着重要的地位。梁翰芬编写了《诊断学讲义》《眼科讲义》等教材。当时，国民党政府提出废除中医药，引发全国的风潮。在1931年南京中央国医馆成立之时，广东中医药专门学校校长陈任枚，率领梁翰芬等11名广东知名中医出席大会，在会上抨击当局的政策。

从20世纪30年代一直到50年代，梁翰芬在广州中医药界都有着举足轻重的地位，培养了很多学生，比如杜明昭、杜蔚文、罗元恺、邓铁涛等。

中医代有传承，梁翰芬的儿子梁具天跟随父亲学医。梁具天和父亲的从医历程颇有相似之处，他在广东中医药专门学校毕业之后，进入方便医院工作，这可能是父亲的建议。后来越南的一个华侨医院来广东招聘医生，梁具天以粤港澳中医师第一名的成绩入选。梁具天同样医术精湛，在广州市二院工作期间，挽救了不少危重病人，被当时的院长梁毅文称之为“再世华佗”。

在梁翰芬的直接教导之下，梁颂名也走上了中医的道路，在中医方剂学等领域贡献突出，享受国务院的特殊津贴。梁颂名的儿子也在香港从事医学教育工作。

“执业已卅年，拯救苍藜超十万；教医逾廿年，算来桃李足三千”，这是梁翰芬在60岁生日的时候写下的一首诗。

《番禺志》编辑戴桂波曾赠给梁颂名一首词，其中有“四代名医一脉源、杏林春满誉南天”，表达的是对这一家族的钦佩。这首词就挂在梁颂名的家中。

后世访谈

『梁颂名，1935年生，梁具天之子，梁翰芬之孙。现为香港中文大学中医学院教授。』

梁颂名教授早在1999年就去了香港中文大学中医学院工作，平时都在香港，假期或逢年过节之时才回到广州。记者见到了回广州度假的梁颂名教授。一见面，他满头的黑发令记者很惊讶，看上去根本不像70岁的人，如果说他40多岁，

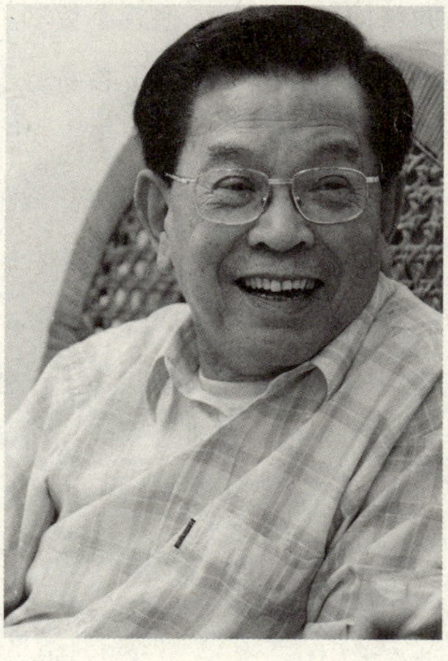

◆梁颂名

恐怕也有人相信。梁教授开心地笑了，说头发外面虽黑，但里面开始白了，看两侧鬓角就可以看出来。在广州中医药大学的家中，梁教授住在八楼顶层，没有电梯，梁教授说，他每次都是爬楼梯的。七旬的老人也该到了安享老年生活的时候，可在香港，梁教授依然很忙，上课指导学生，外出讲课，各种社会活动很多。梁颂名教授的家中，挂着商承祚、梁剑波、澳门书法家协会主席等人的题词，这也从另一面诠释了几代中医世家的风采。

忆祖父：一生清廉　愿为穷人看病

记者：在你平时的印象中，祖父是什么样子的？

梁颂名：我祖父不但医术精，而且医德好，人很敦厚、平和，对病人有爱心。有时候病人比较穷，他不要钱，还给病人钱，说钱不够我也给你抓药。他一生没有别的爱好，只是看书看病教书。最初祖父在浆栏路上开药店，叫集兰堂，后来搬到龙津路。当时他还在广州的一些中医学校里教书，一边看病，一边带徒。那时候我很小，他的徒弟很多，如杜明昭、杜蔚文等。我祖父很早就在广东中医专门学校教书，罗元恺、邓铁涛等都是他的学生。

记者：你祖父一开始是教书的，后来怎么去当医生了？

梁颂名：祖父是清末的监生，年轻时以教书为主。我确实问过祖父这个问题，他想了半天说，他看到很多当地有名的中医给别人治好了病，中医治病救人的精神感动了他，他就不教书了，开始拜当地名中医为师。由于以前教古文，他学习那些中医的书籍很容易上手。他写古诗也很好，用手指蘸墨写指书，字写得很好，很苍劲，写在扇子上送给别人。

记者：那你祖父的家庭条件在当时如何？

梁颂名：祖父的父亲是农民，种田的，家庭条件一般。我记得土改划分成分时，他被定为自由职业者。那时候他以行医为主，没什么田地。我祖父一生是很清廉的。我曾建议他买房子，他说不买，只租房子；因为买房子的话，遗产以后不好分。我们在龙津路的诊所就是租来的房子，我们在白云区有自己的房子，平时都是住在龙津路。

记者：据说，清末民初，你祖父参加广东省医生考试获得第一名？

梁颂名：对。这件事祖父也给我说起过，他以此启发我好好学习。他说，我

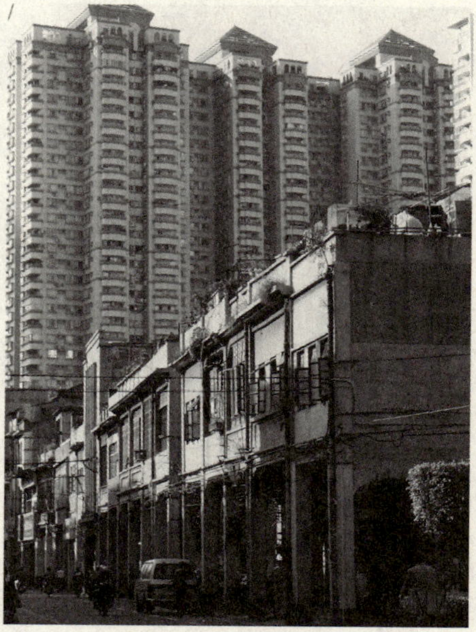

◆龙津路

考第一名，不是偶然的，第一是我平时看病多，有经验，也得益于我平时看书很多。祖父希望我好好学习，要主动多看些病，这样进步才快。

这次考试之后，祖父去了方便医院当医生。方便医院是当时广州九大善堂中最大的一个，专门给穷人赠医赠药，救死扶危。祖父说，收进方便医院的病人，很多都是奄奄一息的了，在医院的走廊、空地上经常摆放着来不及挽救的病人尸体。祖父用中医药治好了不少危重病人，从此有了名气，找他看病的人很多。祖父说，在方便医院多年，各种危重病都看过、医过，因此他的医术有了很大进步。

诊脉即可知生男还是生女

记者：在老一辈的名中医中，和你祖父经常来往的有谁？

梁颂名：有卢朋著、陈任枚、管桂耀等人。另外，我祖父和中山大学的商承祚教授关系也很好，他经常来找我祖父看病。

记者：你祖父擅长看什么病？

梁颂名：他对妇科、内科、眼科诊断等都比较擅长，尤其是对治疗远年气痛、胬肉攀睛、不孕症、妇人孕脉有独特的医术。他通过诊断孕妇的脉就可知道

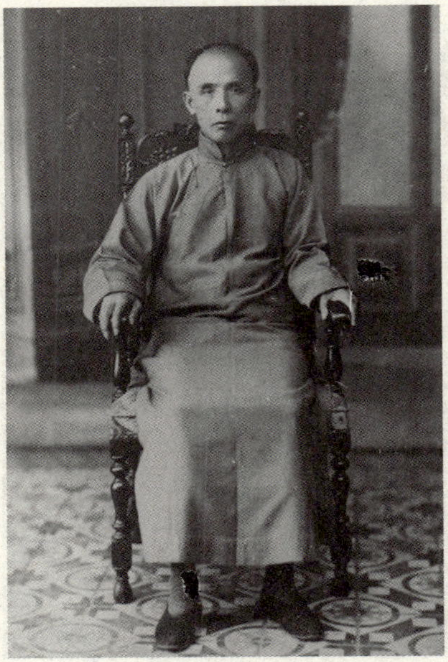

◆梁翰芬

是生男还是生女。他先后诊断过2000多名孕妇，仅有两人判断失误，准确率接近100%。这个是很厉害的，我也没有学会。祖父的学生罗元恺曾多年跟随他学习治疗妇女不孕症，之后把它发扬光大，成绩斐然。以前我们院有个妇科专家朱必真曾专门拜祖父为师，想从科学的角度研究祖父诊孕妇脉的原理，后来朱必真因病逝世，研究中断。那时候罗元恺经常来我家里，向祖父请教，我很早就认识了罗老。

记者：你祖父在广州中医学院时怎样？

梁颂名：广州中医学院刚成立的时候，祖父的工资是最高的，每月300多元，相当于一级教授的工资，当时又叫“381高地”。他培养了很多学生。在中医学院，祖父教中医诊断和妇科两门课。

记者：你祖父在多所中医学校教过书？

梁颂名：他在广东中医药专门学校、光汉中医学校等教过，广州沦陷后，他跑到香港，担任保元国医学校校长。我五六岁时祖父就带我去那边，后来香港沦陷我就回来了。我们走了一个月才到广州，路上的难民多得要命，很惨。在路上突然暴发霍乱，死了很多人。当时有德国医生来帮忙治疗霍乱。我祖母也得了

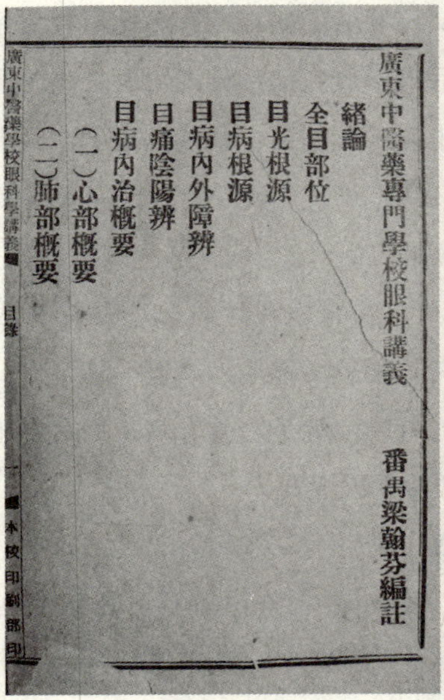

廣東中醫藥專門學校眼科講義　番禺梁翰芬編註

緒論
全目部位
目光根源
目病根源
目病內外障辨
目痛陰陽辨
目病內治概要
(一)心部概要
(二)肺部概要

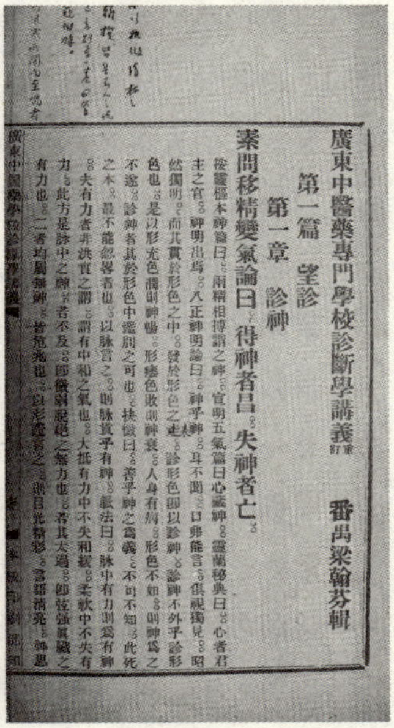

廣東中醫藥專門學校診斷學講義　番禺梁翰芬輯

第一篇　望診

第一章　診神

素問移精變氣論曰。得神者昌。失神者亡。

按靈樞本神篇曰。兩精相搏謂之神。宣明五氣篇曰心藏神。靈蘭秘典曰。心者君主之官。神明出焉。八正神明論曰。神乎神。耳不聞。口弗能言。俱視獨見。昭然獨明。而其實於形色之中。發於形色之表。診形色即以診神。診神不外乎診形色也。是以形充色濁則神暢。形瘦色敗則神衰。人身有病。形色不如。則神為之不遂。診神者其於形色中鑑別之可也。扶微曰。若乎神之為義。不可不知。此死之本。最不能忽略者也。以脉言之。則脉貴乎有神。脈法曰。脉中有力則為有神。夫有力者非洪實之謂。謂有中和之氣也。大抵有力中不失和緩。柔軟中不失有力。此方是脉中之神。若不及。即微弱脫絕之無力也。若其太過。即弦強真臟之有力也。二者均屬無神。皆危兆也。以形色言之。則目光精彩。言語清亮。神思

◆梁翰芬讲义

霍乱，德国的医生要带祖母去诊治，祖父坚决不同意，他说收进去祖母肯定会死的。后来是我祖父用中药把祖母治好的。

谈父亲：淡泊名利　被称“再世华佗”

记者：你祖父几个孩子？

梁颂名：三个女儿，两个儿子，父亲是第二个儿子。我伯父叫梁浩天，他不是学医的，广东大学毕业，学的是中文。几个姑姑没有学医，第一、二个姑姑都过世了。大姑姑是家庭妇女，嫁给了一个打铁铺的人，第二个嫁给了一个中医。第三个，我父亲去越南时带着，后来嫁给了当地华侨，侨居美国。我伯父很调皮，叛逆型的，和我父亲不同，父亲很沉静，适合当医生。

记者：你父亲学医也是受祖父的影响吧？

梁颂名：是。我父亲后来上的是广东中医药专门学校，毕业后祖父介绍他去方便医院工作了几年。我父亲在那里取得很丰富的治疗经验，医术很不错。广州中医学院成立后，父亲想来这边工作，祖父不同意。祖父说，父子俩在一个单位工作不好，于是介绍他到广州市第二人民医院中医科工作。

当时市二院院长是梁毅文，著名的妇科专家。她对我父亲很佩服。“文革”期间，说我父亲只专不红，后来下放到郁南县人民医院，干了两年多。他医术高明，来看病的人很多，中午也来不及吃饭，只吃点饼干。晚上看病有时候到凌晨两点，这样就把身体搞垮了。回广州时，我一看父亲又黄又瘦，很心疼。

记者：你父亲是个什么样的人？

梁颂名：他也是淡泊名利，看完病有时间都是去看书钻研医术。他医术精湛，挽救了不少危重病人。院长梁毅文称他为“再世华佗”。父亲每治好一位病人，总是用四句诗写下治疗的总结，就是治验方歌，积累下来有上千首，这些都是他宝贵的经验总结，我还没来得及整理。

记者：你父亲还去过越南当医生吗？

梁颂名：20世纪三四十年代，中国华侨唐富贤在越南创办了广肇医院，来广东招聘医生，组织中医考试。父亲的笔试和口试均为第一名，就去了越南当医生。不到三年，在越南名气越来越大，求医者络绎不绝。唐富贤还送给父亲一首诗“两试香江魁国手，三年全越颂名医”，称赞他医术高明。本来当时父亲还想带我过去，可下了船我就哭，我不想去，结果没去成。新中国成立之初，经祖父多次催促，我父亲才返回祖国参加工作。父亲医术很不错，擅长治疗妇科、内科、肠胃方面的病，治温热病退烧也不错，在医院配合西医抢救了不少危重病人。

说自己：从小被培养　耳濡目染

记者：你当医生，有没有受祖父的影响？

梁颂名：很小的时候，祖父就培养我，教我背方歌，说不懂也要先背。那时我才十一二岁，自己也愿意背诵这些。我从小就在祖父的诊所里看他治病。大学我是在北京医学院读的，学的是西医药理学专业。我高中毕业的时候，新中国刚成立，中医处于低潮，在医学界还没有地位。所以，祖父说不要学中医了，学西医。我是1953年前后上的大学。后来，毛泽东主席提出要保护中医，一句话就改变了中医的命运，全国分别成立了四间中医学院，西医院里也开设中医科。我大学毕业后，广州中医学院已经成立了，祖父是研究室主任。祖父一定要我回广州中医学院工作。当时大学毕业生由国家统一分配，我不知道分配到哪里。祖父一定要我回来继承他的事业，于是他打电话给卫生部部长，说我的孙子一定要回来跟我。后来卫生部通知北京医学院，梁颂名要分到广州去。我回来是很特殊的，不是去卫生厅报到，而是直接来中医学院报到的。

记者：你的上学经历大概是怎样的？

梁颂名：我小学在白云区人和上的。初中的时候在知用中学。我祖父当过知用中学的校医，这个学校的校长是广州市副市长张瑞权，和我祖父的关系很好。高中我是在中大附中上的，那时已经是新中国成立后了。因院校的调整，中大附中并到华师附中，我高中毕业拿的是华师附中的毕业证。我中学时的班主任是王屏山，他教物理，推荐我去北京上大学。后来他当了副省长，常找我看病。大学我读的是北京医学院，我来广州中医学院工作后，又派我去北京中医学院进修中医。祖父过世的时候，我正在北京中医学院学习，他们当时没有告诉我，后来我才知道消息。

记者：当时北京医学院好考吗？

梁颂名：50年代考大学有个口号，读工科去清华，读理科去北大，读医科去北医。我们班就我考上北京医学院。那时人不多，考上了报纸也会登。北京医学院有个班招50名留苏的预备班，我榜上有名。结果最后政审，北京市委不同意我去。因为我在表格上填了伯父在香港，结果就去不了。

记者：你有几个兄弟姐妹？

梁颂名：我父亲有三个女儿，两个儿子。我弟弟对学医不感兴趣，只有我继续从医。

记者：你有几个孩子？

梁颂名：有两个儿子：梁思潜、梁思力。我的儿子和父亲脾气一样，为人很低调，不让我写他们。他们在香港教书，教医学方面的。

记者：你擅长看什么病？

梁颂名：肠胃方面的病。

记者：你刚来广州中医学院的时候，这里是什么样子？

梁颂名：我刚来的时候，这里是一大片农田。那时中医学院的老师不到100人。学风很好，平时在校园到处听到琅琅的读书声。

家族简谱

梁翰芬（1876—1960），广东番禺人，清末监生，初以教学为主，后弃教从医。在广州方便医院当医生多年，救治了很多危重病人，名声渐著。梁翰芬擅长舌诊脉诊，视之为危急重症的重要诊察手段，广州一些西医院多次邀请他参与抢救一些休克、昏迷病人。梁翰芬对中医教育非常重视，先后在广州汉兴国医学校、广东中医专门学校、广东光汉中医学校、广东保元国医学校、华南国医学院担任校长或主任、教师。1956年起在广州中医学院任教，并任广州市第二人民医院顾问。一生门生众多。曾任广州市第二届政协委员。著有《诊断学讲义》《治疗学讲义》《眼科讲义》《辨舌疏症》等。

梁具天（1915—1985），梁翰芬之子。自幼跟随父亲学医，1932年在广东中医药专门学校读书，毕业后进入方便医院行医。抗战以后，在广州和南海的善堂行医，并在多所中医学校任教。1956年，在广州市第二人民医院任中医师。梁具天专长妇科学，担任多届中医学习班的兼职老师，还亲自带教10多名中医学徒。梁具天潜心研究妇科疾病，积累了丰富的治疗经验，撰写了多篇妇科论文。1979年，梁具天被授予广州市名老中医称号。

梁颂名，1935年出生。梁具天之子。从北京医学院毕业后，一直在广州中医学院（广州中医药大学）工作。原广州中医药大学方剂学首席教授，中药系主任，中药研究所所长，国家级突出贡献专家特殊津贴享受者。梁颂名还任国家暨广东省新药评审委员、国家中药保护品种评审委员等职务。1999年起，梁颂名在香港中文大学中医学院任教。梁颂名对方药学研究颇有成就，著作等身，教学经验丰富，主编的《中医方药学》获卫生部科学大会二等奖。

家族逸事

周总理点名梁翰芬

1956年全国成立了四所中医学院，北京同时成立了中医研究院，周总理主持，在全国聘请名老中医。在广东，请到了梁翰芬，梁并不想去。梁颂名曾问过祖父为什么不去，梁翰芬说：“第一，我不会说普通话，一大把年纪了还要重新学普通话。第二，北方的气候干燥，冬天寒冷，我受不了。”

两服药治好广州市长

梁颂名回忆说：广州市原市长朱光经常来家里看病，我有印象。他得了急性肝炎，脸色很黄，我祖父给他两服药，便把急炎煞住，随后逐步恢复。他后来介绍了很多领导来找祖父看病。

热爱中医办医校

1934年，广州中医邓柏游、谢香浦等人筹办了广州汉兴国医学校，梁翰芬就曾在该校任教。汉兴国医学校先后几次迁址，广州解放后，迁到大同路104号，梁翰芬代理校长。这期间，靳瑞以优异的成绩考进汉兴国医学校。学校教学以中医经典为主，要求学生研读《内经》《伤寒论》《金匮要略》等经典医籍。靳瑞回忆说，当时梁翰芬是校长，年纪比较大了，给学生上的课不太多，他直接见到梁的机会也很少。但学校管理得很不错，梁翰芬因为热爱中医才积极创办医校的。1952年9月，汉兴国医学校并入广东中医药专科学校。

（采写：宋金绪）

何竹林家族

『破腹穿肠』人称神医

子孙悬壶海外济世

历史的枢纽

一个医术比武术更让世人乐道的“黄飞鸿”

广东人都知道黄飞鸿，关于他的佛山无影脚与宝芝林。而在旧时广州西关，还有一位“黄飞鸿”——何竹林。

近一个世纪前，岭南著名骨伤科中医何竹林在西关是一个赫赫有名的传奇。他自幼秉承家训，既习武又学医，后来与师兄为集南北武术之精华，游遍全国各地，最后回到西关，悬壶济世七十年。

何竹林以擅长骨科而闻名，是我国近代十大骨伤科流派的创始人之一。与黄飞鸿不同的是，何竹林的医术比他的武术更为世人所乐道，比如“穿肠破腹能活命”的故事，而他那句名言“真正的骨科医生要有内科的知识和过硬的双手”也是他区别于一般骨科医生的分水岭。正如巴尔扎克所说，一个能思想的人，才真是一个力量无边的人。

岭南骨伤科的一个特点是家族行医，一家行医、一族行医，这种家族行医特点有利于临床经验的传授和手法技术的改进。

翻开何氏族谱，可以看到，何氏家族自清以来世代行医，到了何竹林的父亲何显良这一代，因酷爱武术、擅长骨科，在方圆数十里的地方小有名气。正是受父亲影响，何竹林走上了习武学医之路；而何竹林的六个儿子全都继承父业，声名远扬。

如今，何竹林孙子辈遍布海内外。一棵大树长出若干分枝，但不同的分枝，总与何竹林传承下来的医术医德相承，也因此有了一些因缘巧合的故事。何竹林的曾外孙在一篇题为《唐人街寻亲之旅》的博客中谈到，这位身在美国的孩子受奶奶何�仪（何竹林之女）所托，到唐人街上寻找舅公，一头雾水甚至连舅公名字都搞不清的孩子一报出何竹林的名号，即有个“唐人埠通”的组织不但知道何竹林的事迹及何竹林每个儿子的名字，还将其准确无误地带到“何应衡医馆”（何应衡是何竹林之子、何�仪之弟）。一直联系不上的姐弟，因父亲之名，再度在广州与三藩市之间牵上了线。

有意思的是，与这一切近乎神奇的故事相比，何竹林位于光复路上的故居，却低调得有些破落。光复路，一条典型的广州老城区的小路，何竹林早年在此开医馆的房子，隐藏于一片灰色的老房子中，一眼望过去，普通得让人无法联想得起这里在20世纪二三十年代，曾是门庭若市、午饭大开三围的热闹场所。

过去的辉煌岁月，在这已褪色的故居外墙，没有留下太多痕迹。一切，以坊间老人们口中那些救死扶伤的故事、遍布各地的何氏骨伤科传人、何家祖传的伤科秘方以及风行国内外的田七跌打风湿软膏为载体，带着草药的芳香，被津津乐道地流传着。

后世访谈

『李主江，就职于广州市荔湾区骨伤科医院。自小受家庭影响，从事中医事业，16岁已掌握100多种广东常用中草药的采摘和鉴别。1974年随广东省文史馆员朱庸斋学习古典文学，先后师从何竹林弟子岑泽波、何竹林长子何应华学习中医骨伤科二十年余，并在何应华指导下整理编撰了《何竹林正骨医粹》一书。』

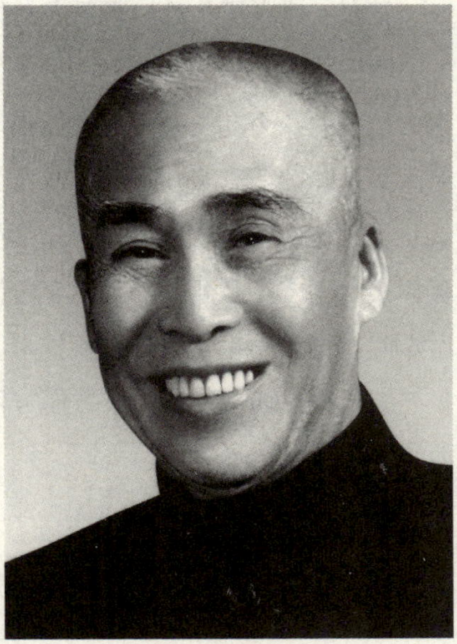

◆李主江

何竹林拜父为师　三跪九叩继承家学

记者： 何家的骨伤科很有名，他家的医术一直是祖上传下来的？

李主江： 听我师傅何应华说，何家医术源于“南派少林”的跌打武术那一支，属于佛家医术，何家祖上都是行医的，到他已是第四代。何竹林不但继承了家业，还把医术发扬光大。大概在他19岁那年，他从广州出发，漫游中国各地，历时三年，行程两万里。一路上，寻师访友，行医卖药赚盘缠。远行让他大大提高了武艺和医术。他出生在广州，生活在广州，漫游回来，国语不但标准，还能唱好听的京剧，真的不简单。新中国成立后接受改造期间，何先生把他学到的京剧唱给我们听，当时他很乐观地跟我们说：“‘文革’不就是一场风雨吗，风雨一过就没事啦！”

记者： 当时儿子跟父亲学中医是怎样的一个情况？

李主江： 跟父亲学也要拜师，要点香案、三跪九叩。学的时候，也很严，稍有疏忽，就要挨鞭子、被敲脑壳。而他父亲对他也不肯一下子就打开锦囊，经常教一点又要考察一番，直到认为这个儿子确能继承家业，才把节骨眼上的东西传给他，而且还要三训五令他，不得随便传授给别人。另外，我师傅8岁时，在他父亲的支持下，还拜过光孝寺一位高僧习武学医，14岁也拜过番禺一位民间武林高手为师。

记者： 家学不传外？可后来何竹林桃李满天下。

李主江： 新中国成立前，何先生的确恪守家规，视验方为传家宝，对外人不说，他只教六个儿子，亲生女儿都不教。当时，买药、配方都是何家父子动手，东家买几味，西家买几味，怕泄露了配方，配药时也不会让人看到。

不过，新中国成立后，何先生得到政府和社会尊重，也受到了教育。他感到保守技术秘密没必要了，就把家传的一些骨科秘方献出来。后来，他还应聘到中医学院，指导学生学习骨伤科技术。有一次讲完课，还让自己的儿子买录音机，说要把这些东西录下来，一方面方便自己改进授课方法，另一方面也想把一些东西留下来。

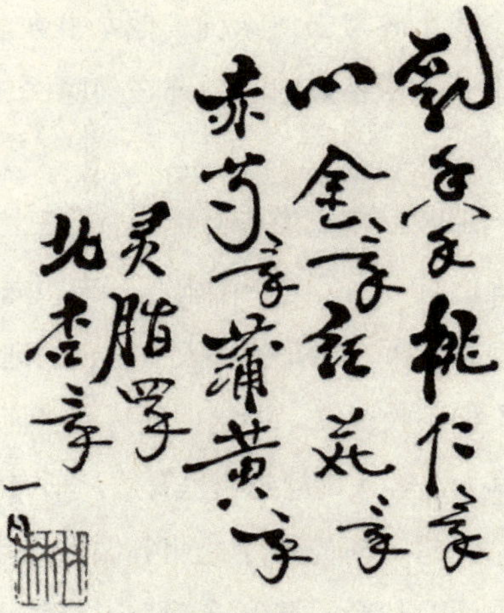

◆何竹林的药方墨迹

不识打拳，就不是跌打医生

记者：以前的骨伤科中医武术一般不错，何竹林武功厉害吗？

李主江：听我师傅说，他的拳头合起来像“砂锅”那么大，可以一拳把垒起来的近十块青砖打碎，也可以将类似大理石的石头放在手上，两手不停地搓，搓成粉。何先生自己也说过“不识打拳，就不是跌打医生”。过去，你不会跌打、不会武术的话，你开医馆就会遭人踢场。而且少林习武出来的人，有些是帮人做保镖的，武术自然差不了。何先生练武时也会受伤，他受伤都是自己治疗的。

20世纪40年代后期，珠三角、万顷沙那边押运的东西常被抢劫，但当对方问“你系边方人？（你是哪里人？）”，“我系何竹林嘅人（我是何竹林这边的人）”，这样就可以安全过关。在韶关、九江那一边，也有人抢镖局押运的东西，如粮食、票、礼品等，都是地头蛇，但这些黑道中人曾被人打伤过，并找过何先生治疗，何先生把他们治好了。出于感恩，一听到是何竹林的人就会放行。当时，何先生黑白两道通吃，影响力很大。

记者：你是怎么跟何家学医的？你对他有什么印象？

李主江：我母亲在中医学院从事药学工作，我们家和何家是世交，住得很近，我小时常去何家玩。他家很大，看病的人很多。听我师傅何应华说，他小时家里业务做得最旺时，连在何家医馆门外街边卖橄榄的、卖糖和烟的人都能收入可观。

那时，何家中午开饭通常是三围（三桌）。一围约十人，他家人一围，帮他的助理们有一围，另一围就是车夫跟病人，车夫把病人送来了，路程走得远的，可以在何家吃饭，还有些病人从很远的地方来求医，中午也在何家吃饭。对车夫，何先生不但不收饭钱，还送一顶写着“何竹林”字样的帽子，而当车夫载着脚被扭伤了的客人，客人询问到哪里看病，车夫就爽快地答道：“去何竹林那里。”

我想，何先生能把业务做大，跟他为人大方有关，也跟他擅长经营有关。收费方面，他是“薄利多销”，价钱也很合情合理。20世纪30年代，何先生自创卖药标志下方位置就有一串电话号码，你知道，到70年代电话都不发达，何况是30年代？这说明何先生生意头脑好。

记者：你对何竹林最深的印象是什么？

李主江：何竹林先生很大度，不太跟别人计较，即使是小偷。他家里很大，看病的人多，有小偷打着看病幌子混进来偷病人的东西。何先生看到，不动声色地问小偷：“你是不是来看病的？”小偷答是啊，“那你过来。”何竹林先生抓

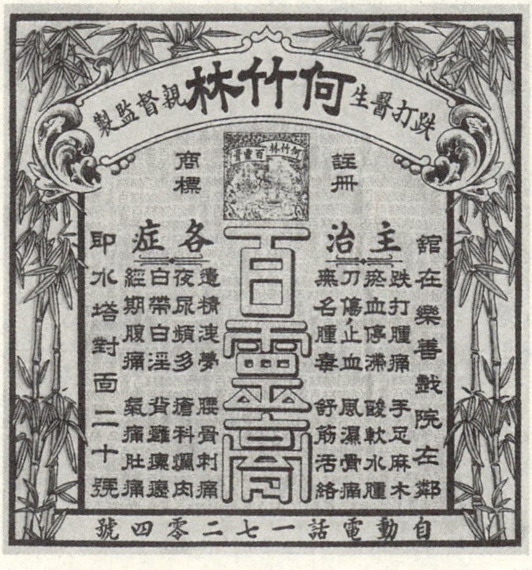

◆何竹林监制的药品说明

住小偷的手，低声跟他说："你干什么的？揾食行远点啊，唔准喺我呢度搞搞阵（赚钱走远一些，不准在我这里搞三搞四）。"那小偷一听，知道事迹败露，一溜烟跑了。

他不但对病人仁心仁术，对同道也鼎力相助。有一次，有位医生帮一个富人的儿子接骨，大腿骨折，由于处理不好，畸形愈合，医生被富人逼要索赔，情急之中他前来向何竹林求助。何先生帮富人儿子重新接骨、固定，最后医好了。事后，这位医生很感激何竹林，把一块很贵重的古玉作为谢礼送给何先生，但何先生婉言拒绝了，他说："行医有这种事情发生也是难免的，大家能互相解决就好。"

被划"反动学术权威"，隔离审查，幽默犹在

记者：何竹林很长寿，一生走得都很顺？

李主江：他很幽默，豁达。"文革"期间，年近90岁的何先生被划为"封资修反动学术权威"，受到审查，被迫去学院药圃接受劳动改造。当时，我母亲就在学院药圃当中药标本员，那时我才十来岁。与何竹林真正接触就是在他改造期间，相处了一个多月。

当时，他白天要去药圃中拔草、整理标本，但他很乐观，一边拔草，一边吟古文给我们听。晚上他要回潮热多蚊的动物房里写交代，写忏悔书，交代在国民党时期做过的"坏事"。

其间，有些学生过来"论四旧"，说何的中医是封建的东西、旧思想。何先生表情平淡，没有生气，还很和蔼地问："我们吃饭吃了几千年算不算四旧呢？我们用筷子也算是祖先传下来的。好，你可以说现在已经进步了，用调羹，但能用筷子代替调羹吗？"他是在告诉那些人，中医有些好的传统还是会遗传下来的，是取代不了的。

记者：有人说何先生是"三开分子"，他自己怎么看这个头衔？

李主江："文革"期间何先生被称为"三开分子"，说他在国民党时期、日伪时期、共产党时期都吃得开，他说："国民党时期，我是医生，帮老百姓看病，孙中山的儿子病了，我也帮他看病；日伪时期，我没跟日本人打交道就回南海了，当时还捐了很多铁打丸支持抗日，报纸上都有登；新中国成立后，共产党

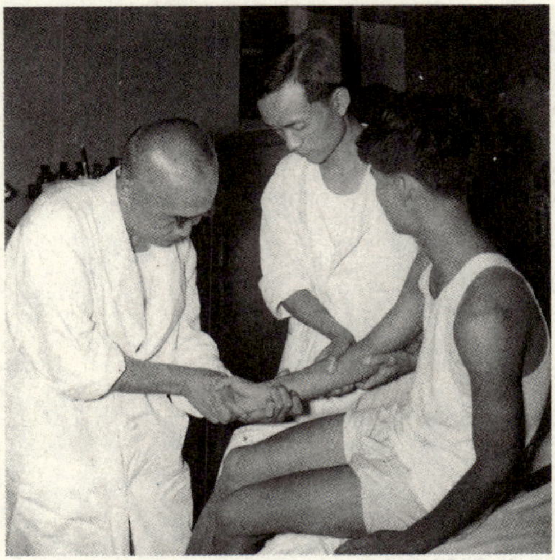

◆何竹林为学生示范骨科整复手法（1965年摄）

说国家是人民的，群众推选我为人民代表，我拥护共产党有什么错啊？”从这点就说明何先生很直爽，观点也很明确。

有些人特别固执，一味觉得中医就是好，西医不好。但何先生不这样，他不保守，思想开明，甚至比较前卫。他的徒弟岑泽波为病人做手术，被人指责把中医西化。于是有中医界的人去找何先生反映说：“何竹林，你的徒弟岑泽波，他现在帮人做手术，看看他把中医带到什么路上！你要警惕他啊！”何竹林先生答道：“中医西医，好比两个拳头，有两个拳头总比一个好啊。”

后嗣：六个儿子都是医生

记者：你师从何竹林的大儿子何应华，在你的印象中，何应华是个怎样的人？

李主江：我从医，是受何竹林启发。他跟我说过一句：“听筒胸前挂，改朝换代都不怕。”这句话是说，做医生是个不会过时的职业。不过由于何竹林年纪大了，我是通过他徒弟岑泽波，介绍给了何竹林的儿子何应华。我是何应华唯一通过政府命名的入室弟子，是通过办手续批准的。

何应华继承了父业，他是位负责、态度和蔼的好医生。他在世时，找他看病的人很多，有时，病人会为争先看病而吵架，何老师很和蔼地对他们说：“你们不用争，放心，我会帮你们看完才下班的。”那时，他上午常看病看到下午1点

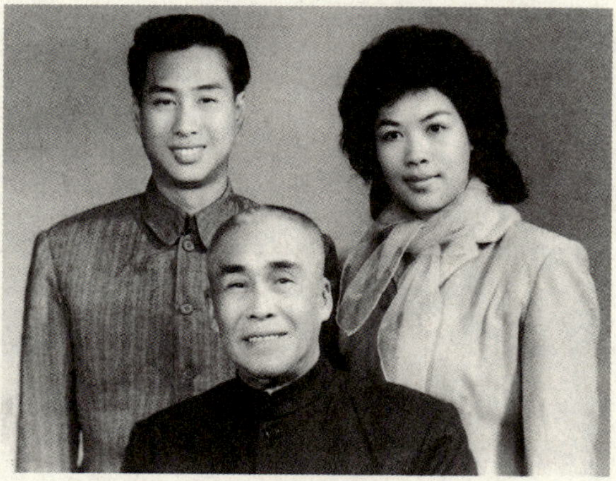

◆何竹林与长子何应华、长媳潘少卿医师合影（1959年摄）

多，连吃午饭的时间都错过。

何老师常念着的一句话是“但行好事，莫问前程”，说做医生是为了积德，不要太计较得失。

记者：何竹林的后人现在情况如何，他们都从医吗？

李主江：何竹林有六个儿子，我的老师——他的大儿子何应华已过世，健在的儿子有五个，何应衡、何应基、何应璋都是在美国开设医馆当跌打医生，何超常在加拿大当医生，目前只有何应权留在广州，身份是广州中医药大学的副教授，年纪也已经很大了，接受采访有点困难。

家族简谱

何竹林（1882—1972），字炳燊，广东南海县九江区河清乡人。世代业医，武学师从侠家拳胡贤拳师和少林派和尚。1904年在西关文兴大街挂牌行医。后迁到乐善戏院左邻继续行医。何医术精妙，名噪一时。

新中国成立后，何竹林担任广东省中医院外科主任、广州中医学会正骨委员会主任。何竹林治疗骨伤的手法、医方、用药都有其独到之处。1972年1月20日病逝于广州，享年90岁。

何应华，何竹林长子，著名骨伤科医生，生于1929年，从小随父习武学医，不到20岁便坐堂应诊。广州解放后，接受中医系统教育，专长中医骨伤科，曾任荔湾区中医院骨科主任、院长等职务，独创“旋转推挤法”整复肩关节脱位。1982年何应华及其兄弟将其父亲遗下的外用跌打良药秘方献出，与白云山制药厂合作制成“风湿跌打霜”。

何超常，何竹林次子，主任医师，曾随多位名医学习，于广东新兴县人民医院创立中医科。后任职于广东省中医院骨科，1982年前往香港定居，在香港开设何超常医馆。

何应基，何竹林三子，副主任医师，1996年移民美国，在夏威夷东方医学院任教，推广何氏骨伤科技术，获美国东方医学院博士称号。

何应权，何竹林四子，广州中医药大学骨科副教授。在炼制何氏祖传膏、丹、丸、散方面颇有研究。

何应衡，何竹林五子，主持美国三藩市“何应衡跌打医馆”日常诊治工作。

何应璋，何竹林幼子，擅长传统正骨和理伤手法，现主持美国西雅图“何应璋中医跌打医馆”。

地理寻踪

一代骨伤科名医何竹林在西关两个地方开设过医馆。

1936年前，他在长寿路乐善戏院旁开诊所，此屋早已被拆除。

1936年后，他搬到光复中路252号一栋三层楼的房中。他把一楼用来做诊所，二、三楼用来居住。

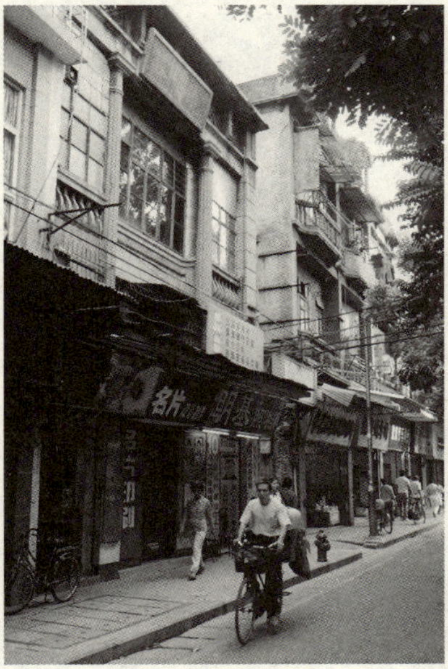

◆何竹林的故居兼诊所在光复中路252号

故居至今仍在，一楼租给人开店，二、三楼空着，无人居住，唯有楼上牌匾“何竹林”三字依稀可见。

（采写：刘毓）

古绍尧家族

儒医妙手治白喉

女承父德解世忧

历史的枢纽

“叮当”声，旧时一位西关老中医的“名片”

1944年，广州名中医古绍尧去逝，从此，在广州的大街小巷里，古绍尧出诊时乘坐人力车“叮当叮当”的画面已不再。羊城一位医德高尚、妙手回春的良医从此离开了这座他生活了大半辈子的城市。

古绍尧，以治疗白喉、痘疹闻名，至今，谈到他研制的“喉症散”“疳积散”“透毒散”，许多广州老人依旧记忆犹新。

在广东省立中山图书馆地方文献部，我看到了古绍尧为广东中医药专门学校编写的讲义：《儿科学讲义》和《痘疹学讲义》。《痘疹学讲义》一书，署名三水昭典古绍尧辑，该书分为痘疹简介、辨认、治疗等7章，正文先辑选前人的理论，古绍尧再结合自己的经验，做出评点，并提出自己的观点。

在该书中，古绍尧总结了自己20年的治疗经验，并提醒后学者应当注意的问题，如痘之始发有种种原因，症状多端，难以辨认，“须以耳冷、尸冷、中指冷、耳后有红丝辨之”。该书中有一语：“鄙人阅历二十余年，颇足自信者也。”一代名医的自信神情跃然纸上。

从该书中同样看出古绍尧的文化水平。古绍尧自幼在私塾苦读，行医之前曾是乡里儒生，也当过乡试主考官。中医主要是古绍尧自学的。后来古绍尧去了顺德行医，因善于钻研，兼怀济世之志，门庭兴旺。

古绍尧不仅医技高超，而且医德高尚。他出诊时经常乘坐有“叮当”铃声的自备人力车，清脆的叮当声响彻西关的大街小巷，因此被称为“叮当先生”。他的学生——也是广州名中医的罗元恺曾回忆，古绍尧为人正直慷慨，对贫苦人施医赠药，并在诊所门前设茶缸、竹帽，赠茶解渴，赠帽遮阳。古淑庄也亲口听过黄包车工人盛赞古绍尧当年的善举。那时黄包车工拉一程才挣一角到一角五分，而买一顶竹帽差不多相当于一天的收入。

古绍尧外孙郭逢凯说，古绍尧的精湛医术传给了大儿子古肖尧和三个女儿，新中国成立前，他的大儿子和女儿都在西关行医，后来多数去了海外，广州只留下了一个女儿古淑庄。古淑庄继承了父亲的医术，在治疗儿科麻疹上有着丰富的经验，同时也承继父亲的医德，古道热肠。古淑庄在治病救人的职业生涯中收了十多个干儿子干女儿，至今这些干儿子干女儿仍常去探望她。

后世访谈

『郭逢凯，古绍尧外孙、古淑庄之子。1945年出生，当过二十年的教师，后调广东省音乐曲艺团做相声演员，现为国家二级演员。』

外公善治麻疹和白喉

记者：你外公古绍尧有几个孩子？

郭逢凯：外公和外婆一共有11个孩子，养活了8个，三男五女。外公家两个男的不愿学医，那个时代，可能是一些思想问题，觉得当医生不如做生意。外公也比较开放，并没想着一定要把医术传给儿子。当时社会上的主流想法是，即使

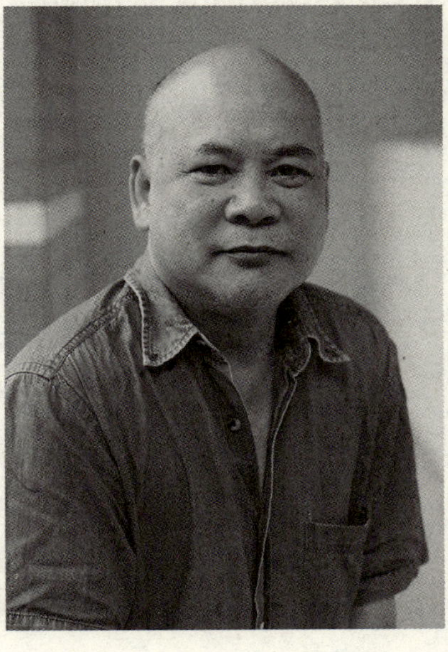

◆郭逢凯

把医术传给媳妇，也不传给女儿，但外公把医术传给了几个女儿。

我外公的大儿子古肖尧也是医生，但他去世得早，我还没出生时，他就不在人世了，大舅舅和大舅母我都没有见过。

记者： 你父母有没有给你讲过你外公外婆的故事？

郭逢凯： 妈妈很少讲，只是偶然提及，都是一些小事情，他的生活爱好我们其实不怎么清楚。外婆去世后，我们家还比较“封建”，外婆也不是很宠我。我自己很少过问这些事。

和爸爸闲谈的时候，他会说起外公治病的故事，我印象最深的就是外公专门收购指甲和脚甲，用来制药，治疗白喉。外公擅长的是治疗儿童的麻疹和白喉，当时都是很危险的病，但他当时的治愈率很高，找他看病的人也很多。

记者： 外公看病是否挣了很多钱？

郭逢凯： 他是不是很有钱我也不清楚。我懂事时，我外公家可以说已家道中落了。其实我出生的时候，外公已经不在了，他有三个女儿学了中医，第二个，第四个，第六个，第四个女儿古玉清后来去了香港当医生，也很有名。我妈妈古淑庄和第二个女儿古瑞卿就在广州开诊所。1949年后，有过一个很短的时间是自己干，不过很快就跟公家联合在一起了，当时在龙津路上当医生。那时我妈妈不当家，古家的很多东西都是大的子女管着。外公家在鼎盛时应该是个大家族，大家族的故事就像电视上演的那样，也很复杂。外公也留了不少祖业，后来每个孩子分了一份。现在，我们在龙津东路上的房子就是外公留下的。新中国成立初，有人说我们一家人这么少，却住这么大的房子，于是就把房子收归国家了。五六年前，落实政策又还给了我们。因为长久没得到修理，变成了危房，前段时间拆掉重建，现在租给别人开餐厅。旧的面貌全没有了。还有外公留下的房产，有些人偷偷摸摸转换了房主的名字，自己搞去了。现在就剩下龙津东这一处了。

记者： 你外公有没有留下一些书籍照片？

郭逢凯： 外公的照片都在外婆那里，外婆去世后就不知去了哪里。现在，我家里还供奉着外公外婆的遗像。

记者： 你的舅舅和姨妈都还记得吗？

郭逢凯： 我外公的子女不少都已去世了，要不就是去了香港或国外，广州就剩下我们一家。二姨妈古瑞卿和我妈妈当了医生，后来二姨妈的后人也去了国外。古玉贞是三姨妈，后来嫁到了南非，老公是中国人，可能是去南非做生意吧。在国内困难时期，三姨妈常帮我们。当时她在广州有个房子，出租后她告诉房客，租金给我们家。

四姨妈古玉清是一个爱国民主人士，她在香港当医生，不过去世很久了，骨灰放在银河公墓。古瑞仪是五姨妈，先去了南非，后又去了澳洲，20多年前回来过，当时荔湾区有关部门的领导还来我们家看望。我妈妈排行第六。

另外还有一个舅舅古可风去了加拿大。现在就剩下我妈，还有香港的一个小舅舅。

记者：你们家族来往多吗？

郭逢凯：以前，海外的亲戚都不敢回来，近些年来，联系得多了，隔几个月会写信回来问候一下。

四姨妈古玉清是在广州去世的，她的儿子先读大学，本来想当医生，后来考到华南农学院学兽医，在学校的一次表演晚会上，被中央歌舞团看中，于是让他去北京中央音乐学院学习。后来，我姨妈让他申请去香港探亲。我的姨丈则有点像斯诺，他曾经去过延安，并写过一本书《我从延安归来》。

十多人认母亲当干妈

记者：你小时候妈妈是怎样看病的？

郭逢凯：中医看病，主要凭经验。我外公擅长治疗白喉和麻疹，到我妈妈的时候白喉很少了，她主要治疗儿科的麻疹。当时医学院组织了一个针灸培训班，她曾经学过针灸，很早就用针灸治过病，效果还不错。六七十年代，我妈妈在龙津卫生院（曾改名向阳卫生院）的时候很热心，当时老妈的表现，就是很早以前的雷锋。很多人找她看病，有的半夜才到广州，她都会起来开门看病。有些人穷，她看病就不收钱。我说，如果你当时收钱的话，现在都是大富翁了。而且，我老妈有十多个干儿子干女儿，都是她从死亡的边缘挽救过来的，孩子就认她做干妈。现在还保持联系来往的剩下4个了，都50多岁的人了，这几个人还没有忘记我妈妈，过年过节就来看看。有一个粤北的孩子，听说他父母前面的三个孩子都患麻疹死掉了，这个孩子也患了麻疹，在当地治不好，别人建议找我妈妈，我妈妈就给他看好了，现在他还常来看看。我老妈干到60多岁才退休。我妈退休后，另一个医生在我妈原来的办公室坐诊，来看病的人还是很多，很多人以为那位就是古医生。

记者：听说你妈妈退休以后还有不少人找她看病？

郭逢凯：妈妈退休后，有人想利用老妈的招牌来看病，只要我妈妈同意，不用亲自出诊，挂个牌子就行。我不同意，如果出了事故怎么办？刚退休时，也有人来找她看病，但我不让她看，担心出事，还不如在家好好休息，之后慢慢就没有人再找了。

记者：你怎么没跟妈妈学医，却当了相声演员？

郭逢凯：我很小的时候不懂事，懂事的时候在外面念书，一直没有机会学。我16岁就去了师范学校读书。后来卫生局搞了一个学徒班，让名中医的孩子跟父母学习，但我在学校里，不能退学，就没有跟妈妈学。从师范学校毕业后，我就去当老师，后来去了荔湾区少年宫，可能看我有些表演天分，然后被调入广东省音乐曲艺团说相声。不过，我儿子现在在中山当医生，是西医。他从广州医学院毕业后，进入中山市人民医院工作，2003年抗击非典时还荣立了二等功。

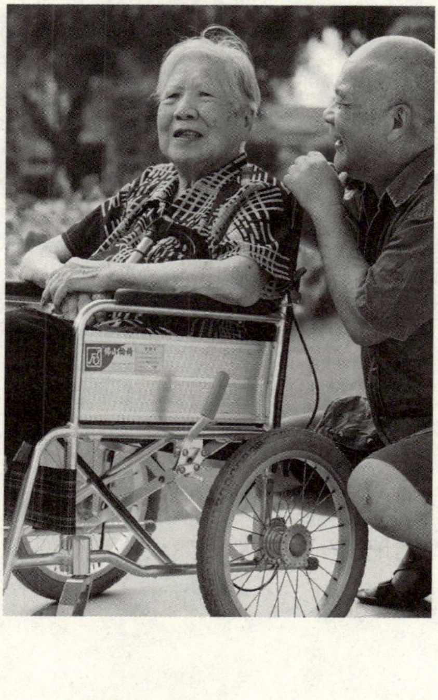

◆古淑庄与儿子

记者：你外公制药的那些秘方有没有留下来？

郭逢凯：1959年，政府发动老中医捐献秘方，我妈当时把一些家族秘方献了出去。但那时没有留底，现在我手头上什么都没有了。

记者：那你外公的中医医术没有流传下来是否感到遗憾？

郭逢凯：如果现在白喉、麻疹这两种病还很难治，那没有留下来就有些遗憾了。现在这病基本上消失了，没有什么遗憾了。一个医生出名是以看某种病出名的，那个时候，白喉是很厉害、很可怕的，就像现在的绝症一样。

记者：在特殊历史时期，你们家遇到过困难吗？

郭逢凯：“文革”时期抄家很严重。西关有个知名医生被抄了十几次。我们家也被抄过，可能平时我妈妈为人比较好，他们还算客气一点，说有什么“四旧”的东西，自己交出来。我们家还算幸运，隔壁都被抄空了。记得有一次我家门前来了一辆大卡车，我一看坏了，要来抄家，可他们走到了邻居家，掘地三尺。“文革”期间，不少中医西医都遭到批斗。我老爸下放，我和妈妈在家提心吊胆。那时不少专业人士、知识分子都要斗。

记者：你爸做什么工作？

郭逢凯：我爸爸是广东省运输公司广州分公司的车管科科长，专管一切交通事故，驾驶执照也是他管。我爸有个同事给我说，如果想拿驾照，找同事就可以办好，甚至开大车的章也能盖上。可我不想靠我爸爸的关系拿驾照，如果需要，我会自己全力去考。

困难时期有个说法，医生、司机、猪肉佬是广东三件宝，我家就占了两个，但是我没有利用，最后当了教师。

家族简谱

古绍尧（1885—1944），广东省五华县人。祖辈迁居三水县，父亲古锦华、母亲郑氏均在三水县六和乡设馆行医，古绍尧自幼跟随父母学医，并攻读私塾和自学，“以儒通医”。行医前，古绍尧是乡里的儒生，曾担任乡试主考官，后在顺德行医。

1935年，古绍尧因在顺德遭绑架恐吓来到广州，在西关青紫坊（拆建马路后为龙津东路171号）开设医馆。古绍尧擅长喉科，以医治喉症、麻疹闻名。著有《喉科学讲义》《儿科学讲义》《痘科学讲义》等教材。广州许多名中医都是古绍尧的弟子。

古瑞卿，古绍尧二女，1954年在广州率先发起创办绍尧中医联合诊所，任中医师、所长。后和妹妹古淑庄等联合开设诊所。

古淑庄，1921年生，从小随父学医，1949年后曾自己开诊所。1954年进入绍尧联合诊所，四年后进入龙津卫生所，此后一直在这里工作担任中医医师。古淑庄以治疗儿科麻疹出名，曾是中华全国中医学会广东分会儿科学会委员。

家族逸事

一两指甲二两银

古绍尧在治疗喉疾上有自己的独特验方。他在街上贴出街招广告，上面十分醒目地写着“专门收购人的指甲”，报酬是二两银收购一两指甲。古绍尧把指甲煅灰煎药，用以医治白喉，非常灵验。

在广东中医药专门学校任教期间，古绍尧白天看病教书，晚上备课，也著书立说，总结医学心得。可惜所著书籍，抗战时大多散失，新中国成立后又被人偷去卖掉不少，只剩下了很少。

古绍尧讲课生动形象，因材施教，深受学生欢迎。原广州中医学院的罗元恺，荔湾区第一人民医院的杜蔚文及杜明昭、区金浦等人都曾听过古绍尧的课。

广州沦陷时，古绍尧前往香港避难。后香港也沦陷，古绍尧又回到广州，继续行医开诊。看到祖国的大好河山陷于敌手，古绍尧终日郁郁寡欢，又因为不善于理财，生活比较窘迫，1944年去世。

治好病　认干妈

1953年，现在广州工作多年的潘志泓在清远出生。1岁多时，他喉咙痛，同时患有其他病，在清远当地找了好几个医生都没看好。潘志泓的父母心急如焚，听说广州有个古淑庄医生。于是，父母带着潘志泓坐火车来到广州。在广州，潘志泓就住在古淑庄家。古医生擅长儿科，很快就治好了潘志泓的病。潘的父母觉得古医生救了孩子，于是就让潘志泓认古医生做干妈。50多年来，潘志泓和干妈一直保持来往。

1983年，潘志泓的儿子在清远出生。有段时间小儿子低烧不退，在清远治疗了很久都治不好，后来到广州儿童医院，也治不好，最后又是找到古淑庄，把儿子看好了。

因为古淑庄看好小孩子的病，很多小孩子都认其做干妈，久而久之有了十几个干女儿干儿子。如今常跟古淑庄保持联系的还有四个。

（采写：宋金绪）

钟玉池家族

自将医德化品性
傲然风骨世代承

历史的枢纽

与世无争，秉持良心，决不奉承

钟玉池属于不怒而威的中国家长，他比较怕事，心中的最大要务就是管好自己的孩子。他在中医领域的杰出成就和巨大威望，在强化他内心骄傲执拗的同时，也让他在家族的核心位置上不可撼动。可以想见，钟玉池的高寿也定会将这种影响力放大至无以复加的程度。

然而，再顽固的人心也有风化而随风飘散的那一天，奢华的大宅子未必一定不会变成小宅子，从建筑空间上看，再封闭的祖屋也会牺牲于城市的建设，进而以回迁房的姿态隐没在密密匝匝的居民楼里。家族中人分散着住，这种居住形式的变化将会改变旧秩序。前人已经作古，后世总有唏嘘：家族的辉煌未必延续很多年，再大的家族也总有分化的时候，风光的业绩最后也成为历史，幸运的去处也只不过是故纸堆。

面对这种变迁，大家族里的感性者会念兹在兹，理性者则不以为意，其中的

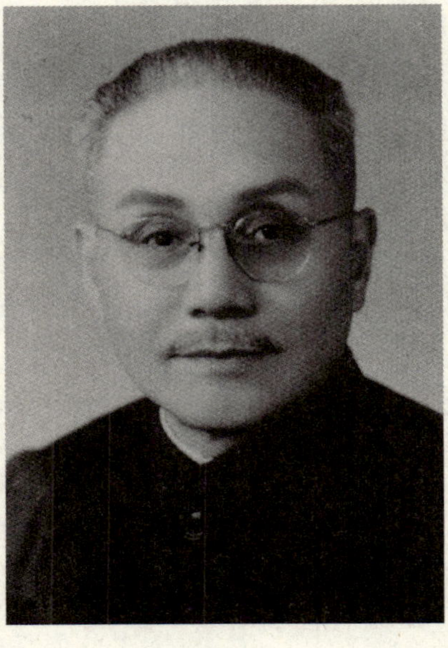

◆钟玉池

性格杂糅者自然是最痛苦的。当然，就个案而言，钟氏家族身上未显出太多失意彷徨，淡定从容在这个家族的重要成员身上一以贯之。

钟仲贤赞美他的父亲钟玉池“心态好”，功名利禄看得比较淡，眼中的病人没有贫富贵贱之分。新中国成立前，曾有贼人趁钟玉池不在家，欺骗家人说“等一会儿有位达官贵人来诊病，你们这些人要回避一下，不能出来”。幸好钟玉池及时赶回，识破了贼人“封屋抢劫”的伎俩。事后，钟玉池教会家人：“我是医师，任何地位、身份的人请我诊症，都应一视同仁，不分彼此。只有以礼接待之理，断不能有奴颜婢膝之举。”

钟仲贤认为在这一点上自己像父亲：与世无争，没有后台，秉持良心，决不奉承，一切靠祖宗保佑和个人努力。钟仲贤自题藏头诗《个人简历与业绩》以自勉：个独飘浮勤作舟，人生淡泊承租佑，简朴终身留名后，历尽酸甜苦及忧，与卿共患朝前走，业物丰缺莫所求，绩誉永存唯长久。生活态度的淡定在诗中淋漓尽致地表现出来。钟仲贤是副高职称，退休前循例担任了行政职务，但是他管不来、不想管，中医业务才是他的终身情人。淡泊于名，也淡泊于利。钟仲贤以精湛的医术配合简、易、廉、效的用药原则，救治了不少的病人，并大大地减轻了他们的经济负担。他力求使用简、易、廉、效的药物，绝不开大处方、大检查，以减轻病人的负担。“药无分贵贱，验者是灵丹”，这句话是他经常对病人讲的“口头禅”。

在自勉诗《个人简历与业绩》里，除了淡定，感恩之情也在诗中清晰可见。除了先辈祖宗，钟仲贤说最感谢的人是妻子：“妻子当时是医院里的团支部书记，是大红人，组织上培养她做护士。因为我家庭成分不好，她和我在一起牺牲了很多。”这是旧版的中医与团支部书记的爱情故事，有些辛酸但终究不乏浪漫色彩——钟仲贤文质彬彬，不抽烟、不应酬，勤于业务，从不算计，这自然是家族教育的结果——事无巨细，家族的个性终于影响到家族的每一个人，并且这种影响的存在与职业、信仰的殊异全无关系。

后世访谈

『“为尊者讳，为亲者讳，为贤者讳”，荔湾区第二人民医院外带些秋意的温暖阳光里，副主任中医师钟仲贤自然是深谙这些道理的。对父母的眷眷之情、对家族的拳拳之意，在这个65岁的老人的话语里时时闪现。只是这个和谐的家族足够庞大，其间生出一些小小的摩擦，也在所难免——谈及那些琐碎的属于过往的纷争，钟仲贤点到为止，不是很情愿；更多时候，他坦率而虔诚地反复说着这句话：我们兄弟姊妹没有掉爸爸的面子。』

仰上对得住天，俯下对得住民

记者：民间都说你父亲钟玉池左手的无名指和小指留着10厘米长的指甲，确有其事吧？

钟仲贤：那是新中国成立前的事情了。我爸爸那时候开设“钟玉池中医诊所”，他从古籍上看到指甲灰能够治疗咽喉肿痛，于是自留长指甲，剪下煅灰作药用，效果也确实不错。新中国成立后我爸爸在公家单位工作，就剪掉了。

记者：会不会不卫生？

钟仲贤：我爸爸每天都用酒精给长指甲消毒，卫生是有保证的。

记者：父亲行医，也要求你们兄弟姊妹学医吗？你们学医应该很方便吧？

钟仲贤：我爸爸很民主，他从不干涉我们兄弟学什么，全凭个人兴趣。我妈妈是正室，育有我们六个兄弟姊妹，这同父同母的六人中，我是老六。我1966年8月从广州市荔湾区中医学徒班毕业，当时是五年学制，半天学习、半天实践，我就跟着父亲学习、实践，直到1967年我分配到荔湾区第二人民医院。兄弟中，我跟着父亲的年头算是最长的。我二哥钟世鸿1964年毕业于广州中医学院医疗系，他是洋法培养的，我是土法培养的，他在脉管炎专科方面比我强，我觉得自己在内科、儿科方面比他强一点。

记者：你跟你父亲行医，有哪些深刻印象？

钟仲贤：我爸爸写处方非常认真、工整，对我的要求非常严格。他精力很足，最多时一天能看90多个病人，我就帮他抄单，有时候因为很困，难免抄错，我父亲就问我“你昨晚上没睡觉啊？”。我父亲对病人一视同仁，教育我“仰上对得住天，俯下对得住民”，这一点我终身铭记。

记者：你父亲是著名中医，工作至89岁才退休，也给你们留下了遗产吧？

钟仲贤：我爸爸新中国成立前是有些钱的，特别是三四十岁壮年的时候，确

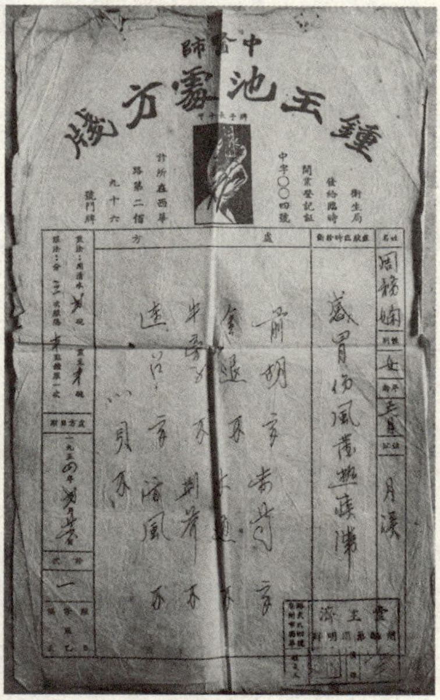

◆钟玉池的处方笺

实赚了些钱。但是他淡泊名利，不太看重这些。抗战避难时，我们家里埋在地下的一大罐白银被人偷走了，我爸爸既不报官又不伤心，表现得很乐观。

新中国成立后我爸爸是为公家工作，20世纪六七十年代就拿到了卫生系统的最高月工资199.5元，但是家里人口多，平摊下来就显得比较少了。我爸爸生病时，卫生系统的领导来家里探望，当时就说知名老中医中，我们家的经济条件是最差的。

记者：对钱如此不在乎，那你父亲比较看重的是什么？

钟仲贤：我爸爸是相当传统的中国男人，家庭意识非常强。新中国成立前，我爸爸曾有机会到香港发展，当时同乡亲戚在香港开了药店，只等他去坐诊了，但是他没有去。一方面，我爸爸在广州已是事业有成，他也喜欢广州的清静；另一方面，这么大一个家不可能都去香港，而他不愿意抛弃任何一个人。

新中国成立后，我爸爸的诊所在1958年停办，当时省人民医院聘请他，但他不愿意去，因为离家远。他到金花卫生所工作，就是因为那里离家近，可以走路回去。我爸爸晚年比较保守，他有一些社会职务，但从不参加相关团体组织的旅游和学习活动。我爸爸一辈子没去过北京、上海，去得最远的地方就是香港。爸爸临终前说两件事让他告慰：一是一辈子没出过医疗事故；二是将16个孩子养大成人，个个成才。

没有谁丢爸爸的面子

记者：家族很大，会不会有什么矛盾？

钟仲贤：我爸爸有三房太太，她们相处得很好。我们兄弟姊妹16人，大家相处得也很好。爸爸在世时多次说过“不要掉我的面子，要团结，不要在社会上犯事情”，我们兄弟姊妹都记在心上。上山下乡时，我有个弟弟在博罗做知青，一度想到外面闯世界，爸爸盯得很死，教育他不能偷渡；“文化大革命”期间，爸爸也不让我们搞串联。爸爸非常传统，比较怕事。

当然，我同父同母的大哥钟世珩可能会对爸爸有些意见。当年我大哥想去香港发展，但是爸爸不同意，他是不愿意看到长子一家走出去的。直到1962年，我大哥40多岁时才由父亲同意去香港发展，那时候大哥已经错过了最好的发展机遇。

记者：你赞成你哥哥，还是赞成你父亲的做法？你对你父亲会不会有什么看法呢？

钟仲贤：我哥哥是长子，我爸爸想维护家族，我都能理解。我对我爸爸没什么看法——实在说一点的话，就与房子有关。我爸爸有八兄弟，他是老大，当年他置业时，砌了两栋两层半的宅子，祖父希望他将房子的所有权让兄弟八人共享，我爸爸很听话地照做了。等到1994年，这两栋两层半的老宅子换回了四套六七十平方米的回迁房，因为涉及面比较广，那时候房子的产权问题就比较麻烦了。这些事情我不愿意讲，因为我们解决得都很好，没有掉父亲的面子。父亲对得起他的父亲，我们也对得起父亲。

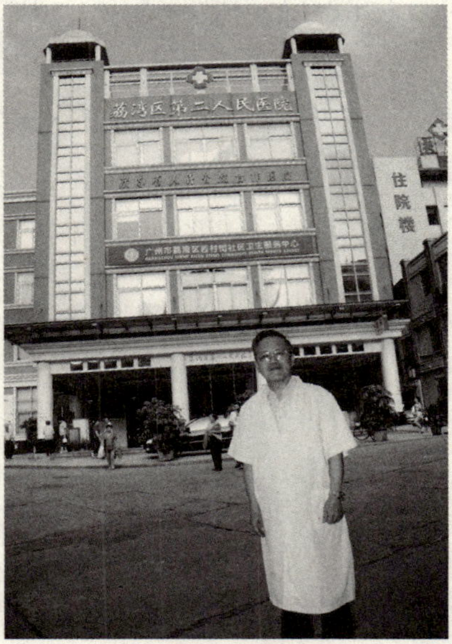

◆钟仲贤

记者：你和你的兄弟姊妹的后人中，有没有继续从医的呢？

钟仲贤：我有一个女儿，今年31岁，是幼儿园教师。我有27个侄子、外甥女，其中有不少从医的。我大哥的儿子叫钟守能，是香港执业中医师；我二姐的女儿李颖萍40多岁了，是中山三院的一名护士长；我三姐的女儿黄丹茹在惠州市人民医院工作，是皮肤科的主治医师。当然还有其他的一些。这些是家族的第五代、第六代，我的感觉就是从医的相当少了。

记者：你的女儿为什么不学医？

钟仲贤：她喜欢小孩子，害怕病人，所以就不学医了。我们只能尊重她的选择。

记者：能不能这样理解，你们这个几代行医的中医世家开始衰落了？会不会觉得可惜？

钟仲贤：无所谓。家族不会长盛不衰的。时代不同了，环境不同了，年轻人有自己的想法，不想学中医了，这些都很正常。我爸爸也说过：学什么都无所谓，只要不学坏，当然能自成事业就最好。后辈是否一定学医，我对这些看得很淡。

家族简谱

钟玉池（1887—1983），原广州市荔湾区金花卫生院中医师，著名老中医，从医70余年。别字水荣，汉族，1887年5月出生于广州花都狮岭镇义山村。钟玉池虽然仅读私塾6年，但勤奋好学，以自学与家传的方式继承祖业。

1908年，钟玉池随祖父钟炳乾和父亲钟仁珊学习中医理论及实习，1918年在广州市考取中医执照，在上西关万善里74号开设诊所行医，后来迁往西华路267号挂牌开设“钟玉池中医诊所”。先后受聘为广州柚榉家私业工会常年医事顾问、广州人力车工会医师、苏声小学校医。1958年8月参加荔湾区医疗机构大联合，在金花卫生所、金花卫生院任中医师。曾任荔湾区第二、三、四、五、六届政协委员。1976年退休，1983年6月因病逝世，享年96岁。

钟玉池的治医特点是，紧循脾胃学说，擅治儿科麻、痘、痱、静等症，在内、外、妇各科均有独特经验。

钟世鸿，钟玉池次子。1964年毕业于广州中医学院医疗系。现为脉管炎科技术顾问，从事血栓闭塞性脉管炎的临床研究和治疗已有30多年经验。通过多年临床实践，摸索出一整套疗效显著的脉管炎医疗方法，尤其研制的脉管炎处方药，深受病人欢迎。

钟仲贤，钟玉池三子。副主任中医师，曾任荔湾区第二人民医院中医科主任，从事中医实践工作已40年，自2002年12月退休后仍继续留任至今，并受聘于西关国医馆。

钟仲贤继承了先辈的丰富临床经验，发挥个人专长，擅治内、妇、儿各科的热症、久热不退、咳喘、小儿积滞、麻疹、水痘、高血压、糖尿病、贫血、胃痛、风湿关节炎、月经不调、白带、湿疹及痰火咳等症，尤在诊治久热不退、咳喘、小儿积滞方面更具独特经验，灵活地运用了父亲所创的“小青武方”治疗久热不退，取得满意的疗效。除长期坚持医疗实践外，还先后从事中草药现工化剂型改革科研，担负历届中医进修班及西医学习中医班的教学任务。

家族逸事

“长指甲”智斗乡间土匪

钟玉池在民间有“长指甲”之称。他乐于钻研艺术和拓展业务，根据古籍里“指甲灰”治疗咽喉肿痛有良效的记载，他留长指甲，后来又将“长指甲”当作自己诊所的招牌宣传。

新中国成立前，乡间土匪横行，钟玉池不幸被枪击中小腿，受伤后被绑匪关押在山林中。土匪把别人的耳朵装入信袋中寄回其家中，恐吓其父亲钟仁珊交出赎金，但当时经济拮据，未遂绑匪之愿。其间，钟玉池自采草药自敷疗伤，枪伤很快痊愈。此举让绑匪颇为诧异，于是要求钟玉池替他们治病抵赎金。钟玉池假装应允，待匪徒疏于看管之际，他抓住机会逃回广州家中。

钟仲贤抓心理“只医三分”

除药物治疗外，钟仲贤比较注重病人的心理治疗和调适，根据他们的职业、环境、社交、爱好、经济等状况，“晓之以理，动之以情”，使其减轻精神上的压力和负担，临床取得很好的效果。

有一年轻女病人，她研读广告设计专业，大学毕业不久就因患类风湿关节病不能工作，依靠轮椅代步，精神萎靡不振，丧失了生活的勇气。到诊时，钟仲贤以张海迪为例，开导、启发她发挥自己的专业所长。经开导和服药治疗后，她战胜了自己的心魔，慢慢地站了起来，不再依赖轮椅，在家人的搀扶下继续复诊。

又有一位低热病人，由于长期发烧，思想顾虑重重。钟仲贤接诊后，除了辨证论治外，注意从心理方面调适，引导其调适心情，积极参加轻松的户外活动，多与家人、朋友沟通，以助他消除心理上的负担。钟仲贤对他说：“我只晓得医你三分，其余七分则由你自己去医。”经过一段时间的治疗，结果低热消退，精神渐佳，食欲大增。钟仲贤诊此症为“阴虚内热”，乃“七情”所伤。“正气内存，刑不可干”实为中医的精粹。

（采写：蒯威）

李广海家族

医学世家本为尚书后裔

李氏骨科源出佛家功夫

历史的枢纽

他们家族，人人一颗平恕心

1854年，佛山人李才干为躲避红巾军之乱来到省城之西的石门镇，靠卖苦力为生。这李才干，本是明朝户部尚书李待问的后裔，不过到了他这一代，祖上已没多少余荫了。来到石门后，由于他为人诚实，讲义气，得到了金山寺智明和尚的赏识，把一套佛家跌打医术传授给了他。后来，李才干回到佛山行医，由于医术高超，声名远播。这李才干就是后来赫赫有名的佛山名医李广海的父亲。

《佛山忠义乡志》一书中，是这样记载的，说李才干“尚义轻利”，“有请必到”，除药费外，一概不受伤者谢礼，“反常免贫苦者诊费”。当时，社会上打架斗殴致伤事情很多，每遇到这种情况，李才干一面细心为伤者治疗，一面对有关方面进行调和。他常对人说，作为一个以行医为职业的人，只有常怀平恕之心，才能做到恪守医道、尽职尽责，因此他把平政桥医馆称为“平恕堂”，刻“平恕堂”木匾悬挂在医馆里。由于李才干乐于助人，所以行医数十年并无多少积蓄。

积蓄之家有余庆。李才干做了许多善事，终于有一天交上了好运。那时，博彩业在广东非常盛行。有一次，李才干忽然来了兴致，他抱着试试看的心态买了一次彩票，谁知运气奇好，中了一万两银子。一番深思熟虑之后，他做出利用这笔资金置业的决定。他想，平日里天天诊治伤病者，靠诊金日子也过得去，而眼下儿女成群，要把他们培养成人，得让他们有一个良好的生活环境。最后，他把小部分资金用于扩展医馆，大部分资金购置了一座前有池塘后带花园的青砖大屋。这一年，李广海六岁。

到了李广海这一代，人们对他的评价是，“有父风”。李广海七岁读私塾，攻读《内经》《伤寒》《金匮》等中医经典著作，十四岁时随父学医，二十岁便继承父业。“有父风”显然是指李广海在医德上对父辈的继承，而在经营手法上，李广海超越了其父。李才干去世后，李广海设立了“李广海跌打医馆”，声誉直盖佛山及省港澳。

李广海成名后，上门求医者越来越多。抗战后期到解放战争初期，珠江纵队领导人郑少康曾多次介绍伤员到李广海处治疗枪伤，他都尽力给予治疗。有些伤员伤重行动不便，李广海专门在市郊找一间小屋来安置这些伤员，为他们诊治。

李家作为一个中医世家，李广海的几个儿子都继承了父业：李家强、李家刚把家族医术带到了香港，李家裕把家族医术带到了广州，李家达则在佛山继承父业。

值得一提的是，1949年，李家裕把李氏家族的骨伤科治疗术从佛山带到了广州。他在西关十八甫北开设跌打诊所。开业之初，正值国民党飞机轰炸黄沙，大量民众死伤惨重，诊所每天接到众多伤者。李家裕不避臭恶，为这些伤者清洗创口，外敷祖传至宝膏，内服中药，伤者很快痊愈，而李家裕也由此受到广州市民的交口赞誉。经过几十年的积淀，如今，“西关李氏骨伤科”已成为西关高超医术的代名词之一。

后世访谈

『李国准，李广海之孙，1951年生，李氏骨伤科的第四代传人，现任荔湾区骨伤科医院副院长。李国准在诊断治疗脊柱疾患，特别是颈椎病、腰椎间盘突出症等方面独树一帜。2000年9月30日获荔湾区人民政府授予“荔湾区名中医”称号。』

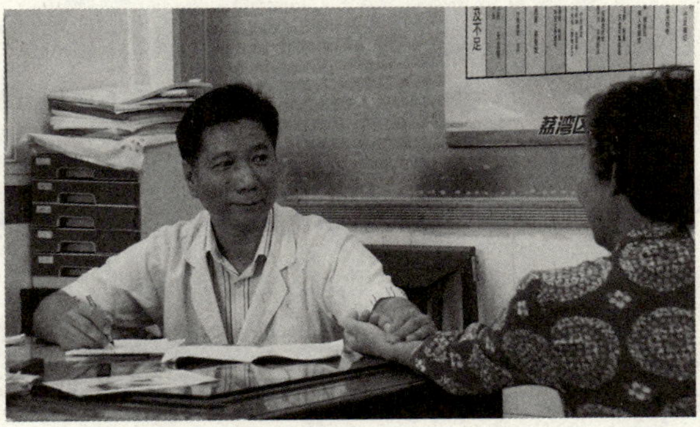

◆李国准，李广海之孙，李家裕之子

遇水灾免费看病送药　李广海声名大噪

记者：你曾祖父年轻时，就在佛山行医了，他是怎样走上行医道路的？你祖父有没有跟你们说过你曾祖父行医的事？

李国准：我曾祖父李才干年轻时，外出干苦力，一次偶然机会，遇到一位僧人，他见我曾祖父为人诚恳老实，觉得他有慧根，就送给了他一本医书，传授了一些治跌打损伤的医术。我曾祖父学成后，就回到佛山开了间叫“平恕堂”的跌打医馆，给人治病，并卖些跌打药膏药丸。

我曾祖父人缘很好，他对一些患者只收一些药费，对一些特别贫困的，还会以钱财资助。

记者：听说你曾祖父武功很好，他也是跟僧人学的吗？你爷爷跟你曾祖父学过武术吗？

李国准：我曾祖父在学医前就已会武术了，并不是后来跟僧人学的。当时佛山的武术氛围很浓厚，而我的祖父李广海，从小也受佛山那种武术氛围影响，所以也对武术有浓厚兴趣，他在跟随我曾祖父学习跌打医术的同时，也学了武术。大概民国初年的时候，我祖父还曾拜当时有名的武术家陈盛为师，学习蔡李佛拳，后来，他还成为了“鸿胜会”的理事。鸿胜会是当时佛山一个进步武术组织，在不同历史时期，为支持革命，争取国家、民族解放做了很多贡献。

记者：你祖父好像很早就继承了你曾祖父的事业？他名气比你曾祖父还大，他是怎么出名的？

李国准：我祖父十七八岁时，佛山发生了场特大的洪水灾害，很多土地房屋都被洪水淹了，当时有很多人生病受伤，我祖父就免费给他们看病送药。家里药房的药物被洪水泡了，给病人的药不够用，我祖母陈慧芬就回她的娘家借钱买药。在这场洪水后，我祖父就声名大噪了。

记者：听说佛山那还有你祖父李广海的纪念馆。

李国准：那是我祖父青年时候的医馆，1982年文物普查时被发现的。那时南、番、顺及四乡一带的病人和广东游击队二支队的伤员都是撑着小艇到我祖父这个医馆来看病的，我祖父尽力医治，并免费提供医药及食宿。有些伤员伤重行动不便，我祖父还专门在市郊找一间小屋来安置伤员，他亲自上门诊治。后来，我祖父将医馆迁至大福路，这个地方就渐渐荒凉了。现在，佛山在创建国家优秀

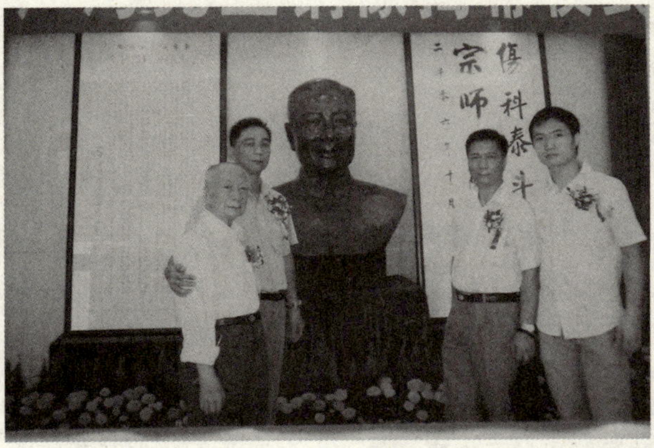

◆李氏三代在李广海雕塑前

旅游城市，政府开始重视这座曾经的老医馆，所以现在正在筹划重修，准备把它列为文物保护单位。

记者：你对你祖父最深刻的印象是什么呢？

李国准：他好学、果断、判断力好，在医学上不断创新。一些敷在身上的药膏味道难闻，他就在不改变药效的前提下，改善药膏的气味。到了后期，他甚至还运用物理力学的原理改良中医医术。

清明时节，后嗣都会回佛山祭祖

记者：“文革”中，许多中医世家遭到冲击，你们这个家族的情况怎样？

李国准：那段时间，我祖父遭到批斗，大概是1970年2月份，因为他年轻时曾加入鸿胜会，被当作“坏人”以“战备疏散”为名挂黑牌批斗。我和我父亲回去看望他，当时他的情形比较惨，给我的印象很深。后来，我祖父连同家里人一起被下放到番禺，当地有些渔民出于对他的同情，愿意不计报酬，甘冒风险送他去香港，但我祖父婉言谢绝了。到了1972年，祖父获得了平反，返回佛山中医院工作。

记者：你们家族在佛山还有人继承你祖父的事业吗？

李国准：佛山那边的李氏骨伤科主要是在佛山中医院，这所医院是由我祖父李广海创建起来的，后来由我叔叔李家达继承，现在他的外孙女谭泳音在那里当骨科医生，她也是李氏的传人。佛山是我们的老家，清明的时候，很多李氏的后人都会回来团聚，祭拜祖先。

记者：你祖母在你眼中是个怎样的人？

李国准：在我这个家族中，祖母贡献好大，为这个家做了很多事情。她很支持我祖父，她经常教导子女不能安于满足，做事情就要做到成功。

记者：你祖父有5个儿子，选择在广州发展的只有你的父亲李家裕，你父亲为什么选择了来广州发展？

李国准：广州西关是当时中医最集中的地方，有很多佛山、南海的老中医都去那里开医馆，广州解放的时候，我父亲也离开佛山来到西关十八甫开跌打诊所。而我祖父的其他儿子也在佛山、香港行医，最远的还有在英国那边。

记者：新中国成立初，你父亲在十八甫开诊所，应该不久后就公私联营了，当时你父亲怎么看新政府做这些事？

李国准：我父亲在那边开了三年的诊所，是广州第一批公私合营的。我父亲很拥护中国共产党，他后来还是市人大代表、省人大代表呢。

记者：你父亲在十八甫开诊所的时候，你母亲应该帮了不少忙吧？

李国准：是的，我母亲曾是幼师，嫁给我父亲后，受我父亲影响，学了不少骨伤科这方面的知识，后来也成了名骨科医生，她可以说是我父亲的得力助手。

我希望每一代都有人来继承家族医术

记者：你们家族现在大部分人还在从医吗？

李国准：大部分从事骨伤科工作，也有做其他的，像教师、工程师，都有。

记者：李氏骨伤科有没有传授给除家族以外的其他人？

李国准：多啦。现在很多人来这边拜师，港澳那边的，美国加拿大的，还有澳大利亚、委内瑞拉的。李氏骨伤科在国内外还是比较有影响力的。

记者：你是如何教育下一代的？是以医学院的教育为主，还是以祖传医术为主？

李国准：是以医学院为主。要成为一名医生，首先要在医学院里学习深造，先具备良好的医学基础，这样才能成为一个既得传统疗法真传，又有现代医学知识做基础的骨伤医生。

记者：你儿子也继承了你的事业，是骨科医生，那么你对你的下一代有什么期望吗？

李国准：我希望他谦虚，多学习，能够不断地发展李氏骨伤科，更好地服务民众。

记者：对于家学承传方面，你有什么期望？

李国准：我和我的儿子都在广州荔湾区骨伤科医院行医，其中，“李氏手法治疗颈椎病”已被列入广州卫生系统“1357”工程的重点科研项目。我的弟子已遍布世界各地，前段时间，我的一个澳洲弟子还回国开中医馆。我特别希望我们家族每一代都有人来继承家族医术。

我曾祖父时曾用小鸡做药诊，到我这一代用CT技术诊断了

记者：李氏骨伤科的治疗同其他骨伤科相比，自己的特色是什么？

李国准：李氏骨伤科是岭南五大骨伤科之一。相比起来，李氏比较注重内外药物的应用，例如闭合损伤的初期应该温补，而对于开放性损伤，中医里有句话叫“治先固脱，后拟去邪”，意思是要先增强身体的免疫力，这样才能治愈疾病。

记者：同以前相比，你们家族医术在治疗上有哪些变化？

李国准：我曾祖父和祖父那个时候，由于战争比较频繁，一般治疗的是创伤性伤口，在器械方面都不如现在齐全，很多时候都单纯地靠药物和手法。现在不同了，李氏骨伤科在原基础上吸取了其他流派的经验，还有现代医学、物理医学理论，逐步形成了一整套诊治手法，另外，现在的医疗设备也先进了很多，像现在很多病人要做CT、MRI影像诊断，以前就没有。

记者：李氏四代人的用药、治疗手法有什么不同呢？

李国准：用药、治疗手段越来越先进，我曾祖父那时候要用小鸡、鸡油来做药诊，到我祖父的时候就用凡士林了，新中国成立后，我父亲检查病人骨伤用X线，到我这一代，做CT、MRI、骨扫描已是很普遍的事了。

家族简谱

李才干（1832—1914），字子桢，佛山栅下茶基人。年少时身体健壮，善技击。年轻时跟金山寺僧人学习跌打医术，后设医馆于佛山平政桥沙涌，善治筋伤骨断、枪炮弹伤、火烫刀伤，救人无数，四乡扬名。

李广海（1894—1972），字澄波。14岁随父学医，攻读中医典籍、伤科专著。20岁其父病逝，继承父业，在佛山开设医馆。精通中医药理论，对跌打损伤、内外妇科有较深造诣，尤擅长治疗枪炮弹伤等开放性损伤。民国时期即享誉省港澳及东南亚。1956年佛山中医院建院，李氏来院工作，成为该院骨伤科始创人。

李家达（1926—1990），李广海之子，14岁随父学跌打医术，一代名医。“文革”遭遇冲击，1977年落实政策，回到佛山中医院当院长。

李家裕，1926年7月生，李广海第九子，青年时随父学医，1949年赴穗开诊所。1979年被广州市政府授予“市名老中医”称号。

李家强、李家刚、李家丰，在香港开设中医医院。

李国准，李广海之孙、李家裕之子，李氏骨伤科第四代传人，荔湾区骨伤科医院副院长。

家族逸事

“神医！神医！”

1959年，一位在江门北街糖厂（今江门甘蔗化工厂）工作的波兰专家肩关节脱臼，两天未能复位，痛苦异常，特请李广海前往医治。李广海到达该糖厂时，已近正午，波兰专家要请李医生先吃饭，休息一会儿然后诊治。李广海说，先观察一下，然后吃饭，饭后才做处理。

李广海叫助手固定波兰专家身子，自己做观察、检查姿势。在伤者毫不紧张状态下，突然施展复位手术。伤者刚一皱眉，李广海就高兴地对他说：“你的肩关节已经复位，现在给你包扎，暂时不要多活动。”伤者试摆动一下手臂，已经完全自如，也没有什么痛感，连声说：“神医！神医！”李广海事后对人说，大关节复位，切忌使病人心理紧张，局部肌肉收缩、僵直，如病人痛苦，复位就更难。

李家达困境中不忘治病

“文革”时，40多岁的李家达被打成“牛鬼蛇神”，发配到番禺大石“劳动改造”。一天深夜，他朦胧中听见敲门声，赶快披衣开门。只见两人抬着一个20岁左右、因骑自行车不慎跌伤的青年。经检查，鉴定为股骨粉碎性骨折，牵引复位后，他毅然折断扁担作为固定夹板，撕破被子用来包扎，并连夜写信叫佛山的家人按药方迅速把药物寄来。不到一个月，伤者就康复下田了。

消息传开后，求医的人越来越多。眼看他拖着疲惫的身体劳动回来，还要逐个为病人诊治，邻居阿婆主动起早摸黑，为他承担做饭的家务。生产队长也网开一面，说：“李医生，我们农村需要你，你就不要出勤了，每天留在家里给乡亲治病吧。往后，谁要是动你一根毫毛，我们就把他扔到塘里喂鱼！”

（采写：方蓓蓓）

杜淦珍家族

杜氏一门多才俊
高僧惟敬『女菩萨』

历史的枢纽

放任与要求，一个中医世家的家教传统

佛山三水区的官方网页上，列出了周村的名人，其一就有杜梅和，此人官至广东省财政厅厅长，其父杜荪伯为有名的医生。近代，从佛山到广州，杜家可谓杰出人才辈出，或从商，或从政，或从医，在多个领域都有建树。

当77岁的老中医陈澄回忆年少时在南华寺读书的那一段岁月，我颇为羡慕。一个十几岁的小孩子，竟然得到了韶关南华寺虚云老和尚的亲自指点，这是何等的待遇。虚云老和尚何许人也？是身系五宗法脉的禅宗大德高僧，新中国成立后曾任中国佛教协会名誉会长。陈澄能有这等缘分，很大程度上得益于20世纪40年代母亲杜淦珍在韶关南华寺为僧人免费看病，虚云对此念念不忘。杜淦珍，就是广州中医史上赫赫有名的女性——杜梅和的妹妹、杜荪伯的女儿。

杜淦珍早年曾留学日本，学习西医妇产科，回国后长期从事中医工作。或许，除治病救人外，一些其他身份可显示杜淦珍当时在中医界的地位。20世纪50

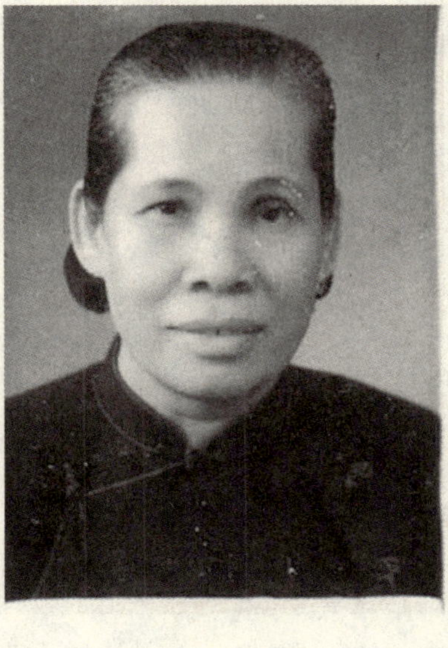

◆杜淦珍

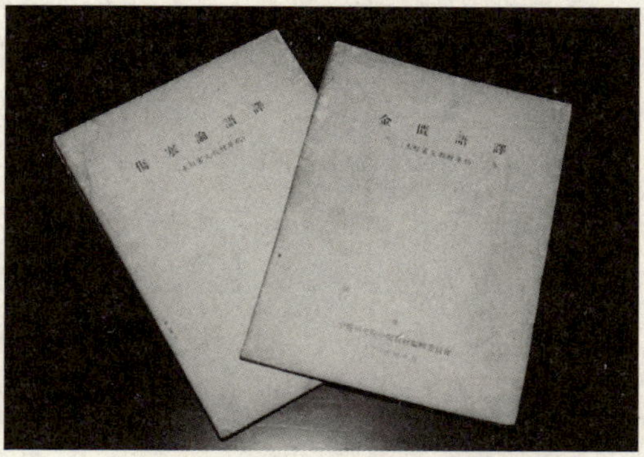

◆1950年代中医学院的《伤寒》《金匮》两本教材是经杜淦珍审定过的

年代，中医治疗曾出了些医疗事故，政府相关部门在处理这些事故时，会先找杜淦珍出具专业的参考意见。当时，北京、成都、南京、广州创办了四个中医学院，这些学院所使用的《伤寒》《金匮》两本教材，是经杜淦珍审定过的。

事实上，杜淦珍的这些成就离不开其父杜荪伯的教导。杜荪伯早年曾前往日本行医，受国外环境影响，思想开明，回国后开医馆、办药厂、出医学刊物、编讲义。

在子女教育问题上，杜荪伯让自己三个女儿都去了日本留学，杜淦珍学习了西医妇产科，另两个女儿学习教育。杜淦珍回国后，先当西医，后又考取中医执业资格，最终成为名中医，而另一个女儿杜雅云后来成了有名的书法家。

杜荪伯对于儿子的培养，我手头并没有多少资料，仅知杜梅和1922年毕业于北京通才商业专门学校，后进入金融界。广州沦陷前，杜梅和押运广东省银行保管的大量黄金、白银，解交国民党中央，最后官至广东省财政厅厅长。另一位儿子杜季和则毕业于复旦大学，后来也从事金融工作。显然，杜荪伯并没有强迫两个儿子学习中医。

家风相传。杜淦珍对于自己孩子的教育也继承了父亲的指导思想，一方面严格要求他们学习古典文学和书法，另一方面，并不强求他们学习中医。

可喜的是，大学中文系毕业的陈澄最后还是跟母亲杜淦珍走上了中医治病救人之路。忆起母亲，陈澄提及最多的一句话是，“母亲常说，自己只是一个普普通通的医生，当医生要有爱心，不能赚钱”。这朴实的话语后面是一个家族对医德的深刻注解。

后世访谈

『杜淦珍的儿子、77岁的陈澄医生每天上午在十三行国医馆坐诊。对一般人来说，这个年纪多在家安享晚年，而陈老医生身体依然康健，选择了继续为病人服务。在得知陈医生某一天中午值班时，记者前往十三行国医馆，拜访陈医生。他满头白发、气色很好，看上去不像70多岁的老人。说明来意后，陈医生很爽快，当场约定第二天中午十二点半再采访。等第二天我去的时候，陈医生刚吃完饭，老人家为了照顾我采访，中午也没有休息。作为中医世家出身，陈澄不仅从小接触中医古籍，还熟悉很多去他们家的老中医，说起和这些人的交往，陈医生感叹，以前人际关系很好的。

陈医生很低调，不肯多谈自己的故事，反复强调自己只是一名普通的医生。陈医生慢慢讲起家族故事，时而思考，时而停顿。在讲述自己与南华寺的一段缘分时，陈医生微笑着，似乎回到了过去，又摇摇头："真是一段缘分。"』

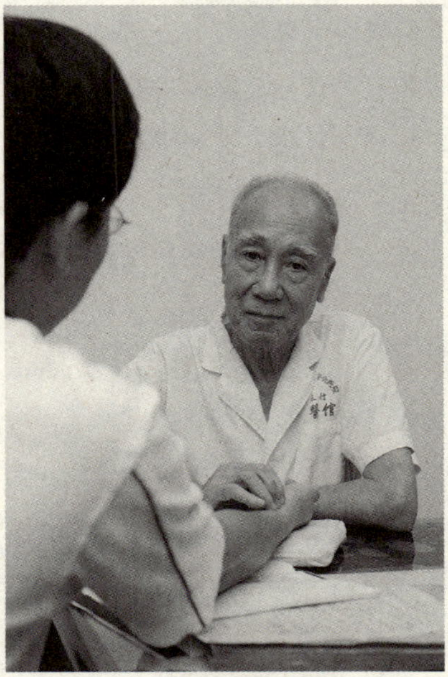

◆陈澄

杜荪伯在日本跟清太医学医

记者：你见过你外公吗？

陈澄：我很小的时候见过外公，他矮矮胖胖的。1928年前后外公在西关蓬莱正街开设医馆，后来在浆栏路上创办了荪伯制药公司，经营中成药。荪伯公司的中成药卖到很多国家，尤其是治疗糖尿病的药，我记得有一个是糖尿三消酒。日本人来了之后，荪伯公司就关门了，外公带着家人去了香港，1937年外公在香港去世。

记者：你外公家在三水当地是富裕家族吗？

陈澄：不算富裕，他是清朝的秀才。外公家兄妹四人，外公是老大。外公的祖父和父亲在三水当地都是比较有名的医生，治疗内科、儿科、妇科。后来外公去了日本神户，一边教书，一边行医。

记者：据说是遇到了一位太医？

陈澄：外公认识了清末的太医周励文，周也在神户行医，他们成了好朋友，经常交流切磋。外公跟太医学了大概5年，医术有了很大提高。当时外公在华侨同文学校教书，孙中山在日本，我外公也认识孙中山。这是我母亲讲的。母亲说，周太医学问好，医德也好。当时日本华侨不少，尤其是神户。

外公去日本的第二年，我母亲和杜雅云、杜巧珍两位姨妈也去了日本，外公让母亲学习西医，两位姨妈学教育。我母亲的日语应该可以，小时候教过我一点，现在都忘记了。她可能会几门语言。她回国后与中西医生都有来往联系。

回国后，我母亲在广州方便医院工作。方便医院在20世纪50年代改为广州市第一人民医院。当时方便医院的日本医生很多。

我母亲说，新中国成立前，现在的中山一院，过去是公立医院，德国医生多；中山二院，过去是博济医院，美国医生多；市第二人民医院，过去叫柔济医院，英国医生多；广医一院过去是韬美医院，法国人多。

中医西医资格证都有

记者：你母亲在日本学习西医，怎么后来又做中医？

陈澄：因为家庭的关系，母亲从小就学中医。在日本母亲学西医妇产科，可能是当时外公的思想比较开明。回国后，母亲在方便医院当西医。外公对母亲说，你去考个中医吧。于是，母亲先去南海考了中医资格，接着在广州也考了中医资格，在南海和广州两地做中医都可以，同时去方便医院做西医也可以。

1933年，我母亲报考广州中医，获得第一名。从这件事看出，外公是很有眼光的。

记者：我从资料上看到，你母亲新中国成立后在星群工作过？

陈澄：1950年，在广州市中医药界知名人士的倡议下，广州星群中药提炼厂成立，这是广州最早提炼中成药的工厂。当时邱晨波任厂长兼主任药师，邱晨波就是台湾丘逢甲的孙子，他在台湾工作过，是一家制药厂的工程师，后来回到广州。我母亲和邱晨波是好朋友，他们可能是在日本念书的时候认识的。邱晨波编了很多制药方面的书，送给我母亲一些书，现在那些书都没有了。那些书我看过。

记者：你母亲健在的时候，给你讲过什么中医的事情？

陈澄：她讲得不多。50年代初期，我才知道了一些事情。当时的卫生科有些中医医疗事故的问题，会找我母亲处理，她会出具一个参考意见。当时全国在北京、成都、南京、广州办了四个中医学院。对于中医课程教材要审定，我母亲也是审核教材的成员，她负责审核的是《伤寒》《金匮》两种教材。

记者：你外公有几个孩子？

陈澄：7个孩子，4个女孩，3个男孩，只有我母亲和小舅舅杜翕和当医生，杜翕和新中国成立前就去了新加坡当医生。舅舅杜季和毕业于复旦大学，曾在银行工作，后来去了泰国。另外一个舅舅杜梅曾当过广东省财政厅厅长，后来去了台湾。现在都没有和舅舅的下一代联系过。另外两个姨妈都在境外，有一个在香港，好像有一个去了台湾，不太清楚。姨妈杜巧珍有个女儿叫陆雪芬，是广医二院神经科的专家，也有70多了，我大她两岁。一年也联系几次。她经常出国学习交流。

记者：你母亲怎么和你父亲认识的？

陈澄：可能我祖父和外祖父是好朋友。这样就认识并结婚了。我祖父不是中医。父亲30年代在铁路工作，40年代在银行工作。抗战期间，我们家去了广西、湖南，父亲就跟母亲学中医，不过他技术并不高明。父亲在家里闲聊的时候也说过，当时抄写了很多文字处方。

记者：你们家里书很多吧？

陈澄：书确实很多，几乎古典的医学书都有，都是线装书，放在几个书柜中，毕竟是几代人的积累。我小时候也看过很多书。不过这些书经过“文革”，大部分都没有了，现在只剩下一些。

虚云称杜淦珍为“活菩萨”

记者：你母亲被誉为“女菩萨”，这个称呼是怎么来的？

陈澄：20世纪40年代在韶关的时候，南华寺的和尚病了，就让我母亲去看病。抗战的时候医疗设备不具备，以中药为主。我母亲在南华寺看病一分钱也没收。1941—1944年，母亲几乎每个月都要去南华寺给那些和尚看病。南华寺的虚云老和尚曾说过，我母亲是一个活菩萨。

也正是因为母亲和南华寺的这段缘故，我在南华寺住了很长时间。当时我刚上初中，母亲去了湖南，为了学习，我就躲到了南华寺。当时蒙虚云老和尚照顾，我吃住都在寺里，也不用掏钱。在南华寺我被当作小沙弥来看待，就住在客堂之上，平时读书学习。虚云老和尚当时已经90多岁了，他先让我读佛经，让我抄书，然后念书。很多佛经都是古典文学的好材料，天天如此，念佛经，练书法。过了一段时间，虚云老和尚说，佛经念够了，读唐诗吧，我就读唐诗。我当时可以直接去虚云老和尚的房间，也不用打招呼，因此很多人都以为我是虚云老和尚的关门弟子。1943—1944年，我在南华寺住了两年，其间打下了良好的古典文学基础，也正是得益于虚云等高僧的指点。虚云念念不忘我母亲给南华寺僧人看病，他送给我母亲一些照片和佛经，可惜现在都没有留下来。

还有一位观本法师。观本法师俗名张寿波，中山人，他也曾经留学日本，在神户任日文学校的校长，和我外公还有周励文都是好朋友，后来皈依佛门。一次，我母亲去南华寺，观本法师见到母亲，说，你不是杜荪伯的女儿吗？母亲回答是。观本说，在日本你还是个小姑娘。真的是缘分。当时我就跟虚云老和尚和观本法师学习古典文学。

记者：你对虚云老和尚有什么印象？

陈澄：他学问好，对南华寺的管理也很严格。虚云老和尚他很爱国。在南华寺期间，我天天可以见到虚云，有时候听他讲故事。他给我讲自己如何出家的，为什么出家，都到过什么地方。我记得他说，“我见过皇帝啊”。我那时才十几岁，“真的吗？”“是啊，光绪皇帝啊”，他还拿出一个御赐权杖。我跟虚云关系挺好的。后来很多人说，真的是缘分哪。

要赚钱就别当医生

记者：你母亲在当医生上对你有什么教诲？

陈澄：母亲常说，“我只是一个普普通通的医生”。她对我说，第一你不能赚钱。当医生不能赚钱，要赚钱就别做医生。我在荔湾区工作了很长时间，有时候有人开玩笑，说看病这么长时间，赚了不少钱吧？我说没有赚多少。有一位领导说，有社会效益就够了。母亲说，做医生必须有爱心，要多看书，养成好的习惯，还要练习书法。我母亲书法也不错。我母亲有个妹妹叫杜雅云，30年代已经是广州出名的书法家，很多人认识她。

记者：后来你母亲开办了志德中医堂？

陈澄：这是个善堂，我母亲和别人一起创办的，和佛教有关的，也有佛教的人参与创办。

记者：1952年，你母亲和杨志仁、胡济生创办广州第一间联合诊所——百达中医联合诊所，这个情况是怎么样的？

陈澄：杨志仁后来是广州中医学院耳鼻喉科主任，胡济生是市二院中医科的主任，我母亲和他们都是好朋友，交流也比较多，还有其他的中医都很熟悉。他们三人都是第一届中医代表大会的代表。当时号召搞联合诊所，不再私人开业，于是我母亲就带头创办了第一间联合诊所。诊所就在六二三路，我们家也住在附近。

记者：当时你母亲和中医同行的交流怎么样？

陈澄：我母亲性格开朗，容易沟通，中医和西医认识的人多，在医院有很多老朋友。50年代，我母亲年纪比较大了，他们都称她为大姐。我记得很多中医经常到我们家里，讨论问题，讲医学。当时的中医交往联系很多，很熟悉，几乎经常见面。当时的人际关系很好，晚上经常喝茶聊天，差不多每个月聚餐，有时就去沙面胜利宾馆聚餐。梁培基的大女儿梁蔼怡也是医生，50年代是荔湾区副区长，她叫我母亲大姐。后来落实政策后，我见到了梁蔼怡，说，梁阿姨，你还认得我吗？她说，你，化成灰也认得。

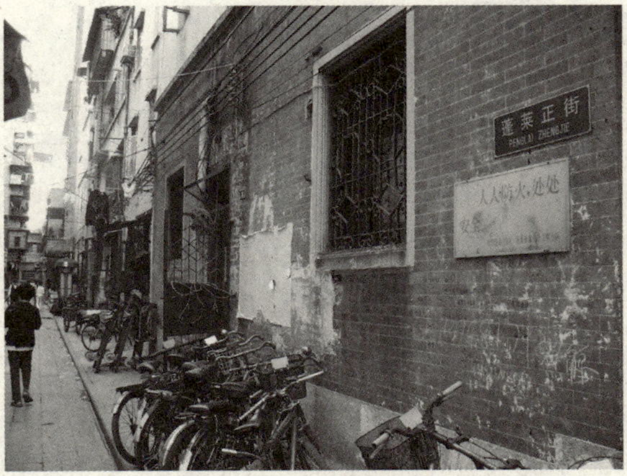

◆蓬莱正街

记者：当时中医交流这么频繁？

陈澄：是啊，古淑庄的姐姐古瑞卿的大女儿就和我弟弟结婚了。冼基有个出名的医生罗子恬，他的女儿罗次梅是中医学院的医生，和我母亲也很熟悉的。过去跟我们家熟悉的中医我都认识，尤其是西关的中医。

记者：你是怎样学中医的？

陈澄：我从小就听前辈讲讲医学的东西，也看家里的医学书籍。我家里中医书很多，经典的书差不多都齐了。但我大学读的是中文系。大学毕业后，分配了教书的工作，母亲说，你别去了，学中医吧。我母亲有意让我留在她身边，继承她的医术，我就考了。我是广州市第一届考中医的，当时有100多人参加考试，要报名的更多，考上的不到60人。1961年我拿到了中医资格证。我先去了纺织局医院，60年代初期我在岭南卫生院，后来去了荔湾区红十字会医院。

记者：你兄弟姐妹学医的多不多？

陈澄：我有2个姐姐、1个妹妹、2个弟弟、1个哥哥，我母亲一共7个孩子，其中我和二姐陈宝华学医。二姐两夫妇都学医，他们50年代后去了美国。我姐姐的两个儿子也学医。

记者：母亲对你们要求严格吗？

陈澄：很严格。平时放学后和暑假里，都要求我们练习书法、读古典文学书籍。

家族简谱

杜莕伯（1871—1937），号熙传，广东三水人，出身中医世家，祖父、父亲均为中医。晚清秀才，工诗词骈文。后赴日本神户，任教于华侨同文学校。在日本遇到曾任太医的周励文，周励文也在日本当医生，于是杜莕伯跟随周学习，医术大长。

辛亥革命后返国行医，操内、儿科，擅长治惊风。后来来到广州，开设医馆，创办莕伯公司，研制中成药，远销日本及东南亚。又办医学刊物，编《内经》《难经》等讲义。1937年在香港去世。

杜淦珍（1895—1959），字黛云，广东三水人，从小学医。20世纪20年代去日本留学，专攻西医妇科，回国后又在广州妇婴产科专门学校学习，并在方便医院担任医生。20世纪30年代报考中医，在西关开设诊所。

新中国成立后，曾在星群中药提炼厂任医师。1952年和杨志仁、胡济生等人在六二三路开办广州第一间联合诊所——百达中医联合诊所，杜淦珍任所长。杜淦珍擅长妇儿科。20世纪40年代在韶关，多次主动去南华寺为僧人免费看病，药到病除，被誉为“女菩萨”。

新中国成立后，全国成立中药审核机构，杜是审核成员之一，同时也是全国中医教材审定委员会成员。

杜梅和（1905—1987），字冠卉，广东三水人。1922年毕业于北京通才商业专门学校。1926年入广东中央银行，历任会计科科长、总稽核、总秘书兼信托部主任等。

1938年广州沦陷前夕，押运省行保管的大量黄金、白银，解交国民党中央。抗日战争时期，积极筹划在港澳间抢运作战物资及民生物品，主持粤、湘、桂的盐、粮互济。1943年任财政部中茶公司协理、中国农民银行重庆分行经理。1945年调任农行总管理处主任秘书。

抗战胜利后，历任广东省府委员兼财政厅厅长、广东省银行总经理，新中国成立前夕寓居香港。1951年迁居台湾，1987年卒于台北。

陈澄，1930年出生，杜淦珍之子，现为十三行国医馆主治医师。1948年考入云南大学中文系，毕业后留在广州学习中医，先后在纺织局医院、荔湾区红十字会医院工作。

（采写：宋金绪）

卢仲良家族

懵少年偶成英文翻译
名中医亦为武林高手

历史的枢纽

卢氏家族的传奇与延续

回望卢氏家族的历史，有着传奇的色彩。卢仲良的祖父卢荣昌12岁从顺德来到广州沙面打工，因诚实、拾金不昧的品质，为英国人所赏识，学会了英语，当上了中国早期的翻译和导游，为来广州经商的英国人担任翻译。从此，卢家的命运得以改变。听说，卢家至今保留着祖上流传下来的英文资料，这应是中外文化交流史上的重要文物。卢荣昌的儿子卢谱光也跟随父亲做翻译的工作。如果能够一脉发展，那卢氏家族将是中英文化交流的历史见证。也正是这一家族的因素，卢仲良后来才考上了京师大学堂学习英语。

天不遂人愿。卢谱光英年早逝，儿子卢仲良决心学医救人。他刻苦学习，积极钻研，擅长治疗热病，被誉为“久热救星”。相比于医术而言，名中医的医德更值得今人学习。卢仲良是个对别人慷慨，对自己吝啬的医生，他为穷人赠医赠药，自己有西洋参，宁肯留给别的更需要的人。卢仲良教导儿子，当医生要做好吃苦的准备，要为病人服务，要为病人无私奉献。

除了医术之外，卢仲良身上的传奇就是武术，他从小就学习蔡李佛拳，后来看到少林寺和尚梅参的少林秘籍，全部抄写下来，自己练习，武功进步很快，五六个人根本不是他的对手。实际上，中医和武术、佛教有着某种内在的联系，这三方面往往容易融合在一起。蔡李佛拳的发展也正是融合了诸家之长，包括中医、少林武术和佛学。近代以来，广东的不少中医同时习武，一方面强身健体，另一方面也为中医的治疗提供经验。

或许是家族的影响以及学习英语的关系，卢仲良很有远见，从让孩子学医上可见一斑，让儿子卢鞠英学外科，让卢集森学内科，后来又让卢集森学西医。中医西医之争，历时已久，但应互相借鉴、互相学习，这样才能促进医疗事业的发展，所以现在才有了中西医结合，卢集森在这方面也做出了很多成绩。

虽然卢仲良的武术没有传承下来，但他的医术和医德在下一代身上得到充分体现，卢集森是荔湾区的名中医，及时关注医学的最前沿，对学术严谨认真，对

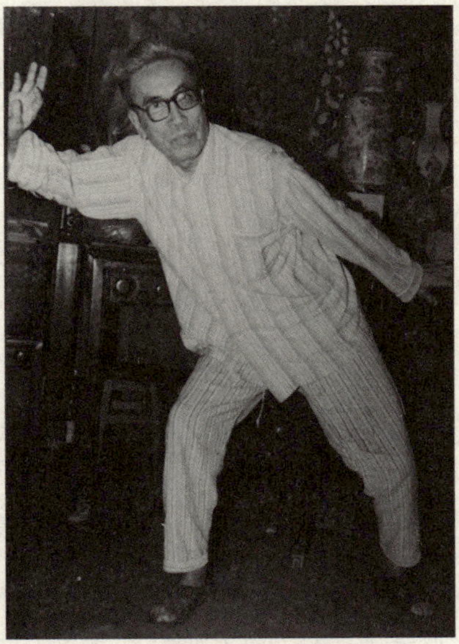

◆卢仲良武功高强，到老身体都很健康

病人负责，医德高尚。卢鞠英在香港开设诊所，受到病人的欢迎。至于英语的专长，则由另一个儿子卢集桐继承，他曾是中山大学的英语教授，现在美国。

卢仲良常以《龚信明医箴》勉励儿女：今之明医，心存仁义，博览群书，心通道艺，洞晓阴阳，明知运气，药辨温良，脉分表里，治用补泻，病审虚实，因病制方，对症投剂，妙法在心，活变不滞，不衔虚名，惟期博济，不计其功，不谋其利，不论贫富，普施一例，起死回生，恩同天地，如此名医，芳垂万世。

这也是卢仲良的写照。

后世访谈

父亲曾在京师大学堂学英语

记者：你父亲是怎么开始学医的？

卢集森：我父亲10多岁的时候，我爷爷卢谱光得了热病，高烧不退，我奶奶就请了一个有名的医生来看，看了十几天也没有效果，最后未能挽救爷爷的生命，他40多岁就过世了。本来我爸爸一心想学英文，没有想过当医生，他的爱好很广泛，以后可能要做老师或者其他职业，由于这件事的打击，父亲决心从事医学。于是父亲跟随他的叔叔卢毅光学习中医，卢毅光给了很多医书让他看，又言传身教。父亲背诵了很多古典医学著作，有的书晚年仍能背下来。

记者：资料上看，你父亲早年学过英语，这在当时来说是不多见的。

卢集森：这还要从我的太公（我爷爷的爸爸）说起。我太公的名字叫卢荣昌，他12岁的时候从顺德来到广州，在沙面做搬运工。有一天他捡到了一条黄金项链，然后看到有外国人急匆匆走来，好像找什么东西。太公走上去问是不是丢了东西，对方说丢了黄金项链，于是外公就把项链还给外国人。这位老外来自英国利物浦，他觉得这个中国少年很诚实，问他是否喜欢学习英语，当时他一下子有点蒙了。等明白之后，太公觉得学英语当然很好，老外就把太公带到家里，给他买了新衣服，让他住在家里，同时教他英语。后来每当有英国的商人来，太公就担任翻译和导游，带这些英国人到五层楼、西来初地等旅游、经商。后来我爷爷也跟着做导游和翻译的工作。这件事我在美国的姐姐卢振坤记得很清楚，她今年82岁，从广东女子中学毕业的，这是当年我奶奶告诉她的。受家庭的影响，我父亲小时候也开始学英语，1918年到1920年他在京师大学堂学习英语。父亲的英语口语和翻译水平较高。我小时候，他带我去见外国人，英语说得很流利。“文革”前我姐姐卢振坤去了美国，她的儿子给我父亲用英文写信，父亲用英文回信，并在回信中指出了外甥信中的错误。

每天上百人找父亲看病

记者：你父亲擅长治疗哪方面的病？

卢集森：父亲比较擅长医治热性病，很多治愈的病人送匾给他，都称父亲为“久热救星”。很高热的病人经父亲治疗后，很快就好了。当时，我们有一个小保姆叫黄玉润，她有一个侄子发高烧，他妈妈抱着他来到我们家。他妈妈说孩子发高烧，父亲发现孩子鼻翼扇动，预感到可能会高热抽筋，高热痉挛。我正在房间里，突然听到父亲说“儿子，快出来”，就赶快跑出来，父亲说“这个孩子快抽筋了，快点准备针灸”，我立刻拿针过来。那个小孩子开始抽筋，面色全黑，牙筋紧咬。刚好我拿针过来，父亲就在孩子的几个穴道上下针，不到五分钟，抽搐停止了，紫色的身体慢慢变红，那小孩呱一声就醒过来了。

我爸爸还擅长治慢性肝炎、慢性肾炎、肿瘤等。我记得有一次有个花都患食管癌的病人，不能吃东西，我爸爸开中药给他，再让他喝番鸭血，就是那些白色的番鸭血。三个月后，他可以从花都踩单车过来找我爸爸继续看病。

对治疗眼睛上的翼状胬肉，我父亲也有绝招，他发明了一种眼药水，用熊胆等制成的，滴在眼睛上，一个月翼状胬肉就退下来了，而且不复发。

记者：找你父亲看病的人多吗？

卢集森：每天找我父亲看病的人超过100个。父亲很早就起床，早上7点半上班，他7点钟就开诊，一般中午12点下班，他要到1点钟才能回家。我父亲非常勤奋，每天晚上12点多才睡觉，白天遇到疑难病例，晚上回来他就翻阅书籍，探索研究。他说，白天遇到问题，晚上不学习就不能提高。他每天晚上都学习，而且写了很多医案留给我们，每个月都有写下几个案例，他懂得积累经验，说这些案例留给我们兄弟姐妹。我哥哥叫卢鞠英，在香港开医馆，找他看病的人很多。

记者：听说你父亲对病人很好。

卢集森：我爸爸对病人非常好，无微不至。他经常赠医赠药，有些人生活贫穷，没钱抓药，爸爸就自己出钱。因为他们没钱，让他们到街口的时和堂、卫生堂两个中药铺配药，过后父亲还钱。还有一些高烧的病人要吃西洋参才能退烧，当时就很难买西洋参。有时候，我姐姐从美国托人带来些花旗参，我爸爸就留起来，专门给那些有需要又没钱买的病人。有一次爸爸发高烧，我炖了西洋参给他吃，反而被骂了一顿，他说："这些病我没有事的，我可以熬得过去，有些病重的先给人家，为什么这么好的药自己用不给人家用？"父亲的医德很高尚，医术很精湛，这是我非常佩服他的地方。

武功高强，曾学少林秘籍

记者：你父亲还有什么爱好？

卢集森：他业余爱好是武术，他很喜欢打蔡李佛拳，每天都练习。小时候他就拜拳师学拳，为的是强身健体，他一生身体非常好。以前我们的房子很高，大厅有10余米高，过年的时候要大扫除，打扫房顶的时候，要把三个梯子连在一起才能上去。我们上去的时候小心翼翼，爸爸上去的时候身轻如燕，噌噌噌很快就上去了。

新中国成立前，父亲认识了一个少林寺的和尚，叫梅参，后来到顺德一个寺院中当住持。梅参的师父是升卢长老，教给他拳术。升卢长老很厉害，80岁的时候还可以舞动100多斤的齐眉棍。梅参有一本少林秘籍，里面除了有少林武术外，还有治疗跌打损伤的方法。本来梅参的这本秘籍秘不示人，但因我爸爸经常帮助接济他，他们关系很好，就借给我父亲看。父亲很聪明，每天晚上就抄书，用了两个月的时间把书全部抄写下来。当时我还在小学读书，父亲让我描一些书上的动作姿势，涂上颜色。书上说得很神奇，点一个穴道，你全身就不能动了。这个抄本的秘籍现在还留着。我父亲按照书上说的练习过，他的功夫长进很多，五六个人都打不过他。

另外，父亲很爱读书，他经常去逛旧书店，购买了大量的古典医学书籍，还和书店的老板成了朋友，一有好书首先留给父亲。父亲说，他在新婚之夜还在看书。父亲还经常翻阅新中国成立前的一些医学期刊，比如《杏林医学月报》《医药卫生》专刊等。

记者：你父亲兄弟几个？

卢集森：只有他一个男孩，还有两个姐姐。有一个姐姐原来去了印度尼西亚，有一个在西关。她们在结婚以后就成了家庭主妇。我们家在西关华贵路厚生里。我觉得父亲很勤奋，也很聪明，他智商很高，学什么一学就会，很快就能精通。

记者：你父亲和哪些人来往比较多？

卢集森：在中医里面，父亲和庄省躬、刘启瑞、罗元恺等来往较多，交流医学心得。我记得经常来往的刘启瑞，他知道我奶奶喜欢吃蛋黄饼，每次来找我父亲的时候就买一袋蛋黄饼，送给我奶奶。因我最小，深得奶奶疼爱，有了好吃的东西也少不了我。父亲还有一个画家朋友伍少明，他画画很有名，特别有名的是他的仿画，据说他模仿张大千的画，难辨真假，模仿力特别厉害。还有一个朋友就是上面提到的旧书店的老板，叫作卢达敏。

记者：你们家里留下来的书籍多不多？

卢集森：我父亲很多的书籍也留下来了，总共有几百本，都是很宝贵的，其中有石印本的，新中国成立之前的医学报刊也很多，很有历史价值。当然“文

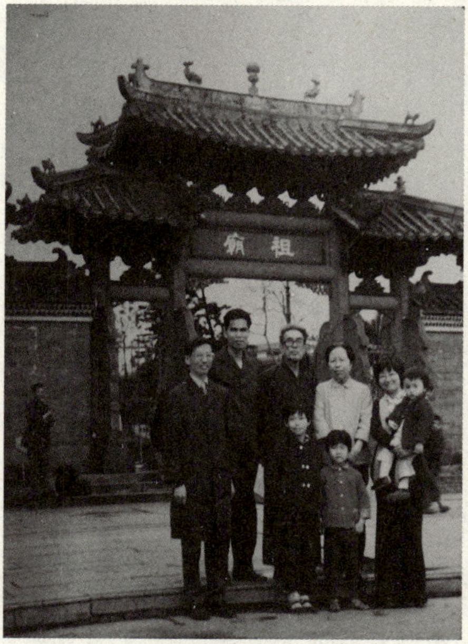

◆卢仲良与家人

革”期间，我们家也烧了很多书籍，当时不让保存这些旧书，认为较为敏感之类的，我父亲害怕，就让我烧掉一些书籍，有些觉得没有问题的就留下来。族谱也烧掉了。

父亲用心良苦　母亲慈爱至深

记者：父亲是怎样教你们学医的，对你学医学有什么教诲？

卢集森：父亲教我们学医，很有远见，而且方法很好。父亲让哥哥学习外科，让他跟随庄省躬等名医学习；让我学习内科，1985年又鼓励我学习西医，说是能更好地总结中医的经验。如今我走上中西医结合的道路，跟父亲的远见是分不开的。在方法上，他有意识地锻炼我们。比如，我上小学三年级时，刘启瑞病了，父亲让我送东西过去，回来后就问我刘的情况怎么样，我答得很少。过了几天，他又叫我拿东西去看他，这次我就学聪明了，详细了解了刘的情况。父亲再问，我都能回答上来。父亲让我学会主动。父亲教导我们说：“医人是很艰苦的事情，所以，想舒服就不要当医生，你当医生就要做好吃苦的准备，经常钻研为病者服务，要无私对病者奉献。”父亲一方面对我们要求很严格，另一方面也非常疼爱我们。60年代困难时期，没什么吃的，原来是三碗饭后来就减为一碗饭了。父亲把白饭都让给我们吃，他的脚都肿了，是缺营养性水肿。那时候我读小学，他就在医院里面给我吃他的早餐，就是一些糕，他当时连这些东西都舍不得吃，全给我吃。我觉得我的父亲真的很好，这个我是终生难忘的。

记者：你母亲对你有什么影响？

卢集森：我母亲是家庭主妇，她在家里勤勤恳恳，操持家务，照顾我们，非常辛苦。母亲做菜很好吃，因为外公在广州开了友昌海味店，母亲对饮食也很在行。受母亲的影响，我对饮食也懂了不少，后来兴趣越来越浓厚。母亲心肠很好，也很爱我们。我记得，我们家从香港带来了鱿鱼，母亲就分一些给家中经济困难的邻居。

还有一件事令我终生难忘。母亲有个侄子得了病，需要好好照顾。尽管当时我们家条件不太好，但为了增加侄子的营养，母亲每天买一杯牛奶给他喝，可是只能给他买一杯，我们这些孩子只能看着。母亲看在眼里，心里很不舒服。有一次，母亲拿着牛奶一定要让我喝一口，她说：“儿子，我们只能买一杯，我很想让你们喝，你喝一口吧，这样我心里才好受些。”母亲一定要我喝一口，才拿给侄子。母亲对我们的爱很深。在父亲和母亲的身上，都有着中华民族的美德，这些对我的教育和影响很深。

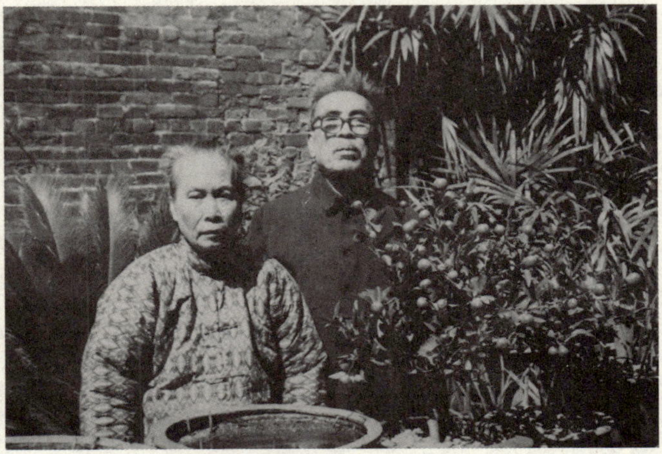

◆卢仲良夫妇

家族简谱

卢仲良（1896—1988），广东顺德人。从小跟随叔叔学医，系统攻读了中医经典著作，先后在南海里水方便医院、广州市赈务会第十赠诊处、广州救济医院担任医生。新中国成立后在荔湾区妇幼保健院、荔湾区第一人民医院任中医师。卢仲良精通温病学说，尤其对温病的病因病机、诊治理论及其方药的临床应用，都有独到的见解和创新。卢仲良在治疗慢性肝炎、肺结核、脑血管意外、高血压、风湿性心脏病等方面积累了丰富的经验，对儿科的麻疸、惊风等有较深造诣，对治疗妇科子宫肌瘤等有独到之处。卢仲良爱书，常去旧书店买书。卢仲良的英语口语和翻译水平较高，这得益于其家族的影响以及1918—1920年在京师大学堂学习英语。卢仲良有三子五女，其中两子一女从医。

卢集森，1947年生于广州，现任荔湾区中医医院院长，中西医结合主任医师，荔湾区名中医。出身中医世家，自幼跟随父亲习医，后跟随名老中医胡肇基、陈东学习并总结整理论文、医案等。从1986年起，卢集森跟随著名传染病学专家彭文伟对乙肝病毒携带者进行中西医结合治疗。1994后，在荔湾区金花卫生院、荔湾区中医医院工作。卢集森具有坚实的中西医理论基础，在临床上运用现代医学理论和方法结合中医的辨证论治进行诊疗，在应用中西医结合方法治疗慢性肝炎、肝硬化、肿瘤、肾炎、甲亢等方面有很深的造诣。

家族逸事

“文革”前主动辞去门诊部主任

卢仲良对时局很敏感，对政治谨慎。民国时期，经常有人让卢仲良加入国民党，卢仲良不入。新中国成立后，当时卫生局找卢仲良到荔湾区人民医院第一门诊部工作，后当了门诊部的主任。“文革”前夕，卢仲良感觉到了什么，主动申请辞掉门诊部的主任，说：“我不是共产党员，找个党员来当主任吧！”后来找了一个共产党员来当门诊部主任。“文革”期间，卢仲良未受到冲击。卢仲良也不让孩子加入任何党派。

（采写：宋金绪）

薛季宪家族

「瓠隐医庐」已不见
街坊记忆有「儒医」

历史的枢纽

儒医薛季宪和他的瓠隐医庐

1952年8月4日，广州，瓠隐医庐。7300天来，他在这里行善无数，将街坊从死亡线上拉回。而这天，他再也禁不起病痛的折磨，与世作别。许多街坊难以忘怀，20年前的几乎同一天，瓠隐医庐在鞭炮声中诞生……如今，曲终人散，天上人间。

瓠隐医庐中的这位名医，就是广州一代儒医薛季宪。

薛家从医最早可追溯到薛季宪的祖父薛锦棠，清代时，薛锦棠就在广州经营了一家药店，后来，他的儿子、秀才出身的薛杏墀继承了他的事业，去了越南西贡行医。

这位薛杏墀，就是薛季宪的父亲。正是受父亲"秀才"+"名医"的教育和影响，后来薛季宪成了广州一位"儒医"。

薛季宪个性鲜明。20世纪30年代，陈济棠治粤期间，陈济棠的前妻叶氏患有顽疾，家人用小车把其送至薛季宪的医馆，要求速诊，薛季宪坚持"危重优先"原则，让陈的前妻排队等候，一时传为佳话。

在医术上，薛季宪主张"中西互补，共冶一炉"，在新中国成立前中西医业界水火不容的情境下，持这种观点是需要学识和胆略的。而在用药上，他不拘泥于"经方"约定俗成的处方教条，其处方用药灵活而又守法度，强调用法而不死守成方。所以在他的医学著作中，药的用量不局限于固定的"钱"或"两"数，而是使用百分比用量来处方，即以主药用量为100%，方内其他诸药在此基础上进行比例配置。如他遗作中关于治疗痰痓的一个方剂的配药：胆星、木通各1/3，芥子1/6，川贝2/3……对比可发现，这种带有西式特点的中药处方方法，更为精准，可谓独树一帜。

新中国成立后，个体开业医务人员一般有两条路，一是进政府医院当医生，一是参加大联合，同一行政区的个体医生联合开办联合诊所。薛季宪当时名气很大，收到了很多邀请，但他认为，医院工作较为困身，自己习惯了做自由职业者；联合诊所要考虑营利，病人的疗效、缓急都在其次。而他有自己的行医准

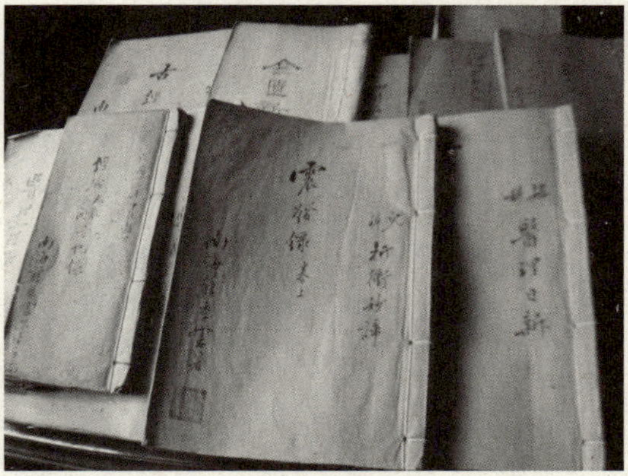

◆薛季宪长年深夜操劳写就的书稿

则，遇到真有实际困难的贫民和外乡来人，除了减或免诊金外还常会倒贴钱让他们去抓药。最终，薛季宪两条路都没有选择，仍然经营自己的瓠隐医庐。

跟许多中医不同的是，薛季宪一生勤勉。他白天应诊，夜间从事医学研究和写作，常至午夜才休息，且寒暑不断，最终积劳成疾，于20世纪50年代初中风脑出血病逝，享年52岁。他是一个全科中医师，留下了不少手稿，如《古经今义》、《震发录》（包括《儿科折衷妙谛》和《妇科医理日新》各一册）、《医理一得录》、《金匮新义》、《花柳显微》、《跌打正鹄》、《重订四时病论》等。他又精于书法，尤擅长行草和章草书体。

至今仍有不少老市民依旧记得小东门内曾经有一所两层楼的瓠隐医庐。在那个年代，这诊所主人的医德和医术带给人们太多的回忆。

不过，在薛季宪的后代中，如今却没有从医的了。大儿子薛永日医学科班出身，年纪轻轻便担任了肇庆专区人民医院内科主任，后来可惜积劳成疾，中年去世；二儿子薛华日学了理工科。幼子薛安日转向了体育领域，在运动医疗方面颇多建树。

薛家后人告诉我一个好消息，薛季宪那些手写的书稿近来被出版社看中，将集结成书出版。我想，若薛季宪泉下有知，得知自己晚年的心血终于可造福后人，也必欣慰了。

后世访谈

『薛安日，薛季宪的幼子。薛安日原也是注册执业中医师，又是一个习武之人。他在基层当了十年医生后，调入广州市体委科研室工作。这位四维太极的创编人至今仍然活跃于体育武学运动的前台。

薛安日告诉记者，受家庭影响，从小一直都很想学医，继承父业。但命运弄人，曾经向他招了招手的医学高等学府一瞬间又向他关闭了大门。60年代初他从某军事大学因病退学回到家中，经努力研读父亲的遗著，最终在1978年通过省市卫生主管部门考试取得中医师资格和内儿科中医师职称。然而因客观环境的改变和实际工作需要，还是未能继承父亲的衣钵，最后走的是武医结合之路。他是70年代中成立的广东省运动医学学会和广东省中医学会气功研究会的首届理事之一。1989年广州市优秀科技论文二等奖获得者，卫生材料厂投产的“康力肤按摩乳”的主要研发者，《学太极拳必读》《动静有道养天年》等专著的作者。』

他是读通了经史子集后才去行医的

记者：你的家族是从哪代开始从医的？

薛安日：最早从医的可追溯到我的曾祖父薛锦棠，他有两个儿子，大儿子很小的时候便夭折了，我的祖父是小儿子，得承祖业，而我父亲又是独子，因此我们家可以算得上是四代单传，直到我这一代才有兄弟姐妹。

薛锦棠在清代经营药店为生，他的儿子薛杏墀是个秀才，开过中医馆和私塾，是广州当时的名医之一。有意思的是，我的祖父和外公是同一届的秀才，他们关系很好，所以青年时便为我父母定下了娃娃亲。

记者：你祖父的名医和秀才双重身份对薛季宪产生了什么样的影响？

薛安日：我父亲薛季宪9岁时就跟着我爷爷去了越南西贡，在当地学医的同时，还在私塾中学习中国古代文学，后来毕业于法国人所开办的西式学校。进入社会后，父亲并没有马上当医生，而是在西贡的银行和进出口岸做过高级职员。1925年，省港大罢工爆发，他和其他爱国学生一道回到了中国，开始从事医生之职。

记者：薛季宪最初做的是民间医生？

薛安日：并不是普通的民间医生，也不是当时拿着一两张单方就出门行医的郎中。他1932年便通过了当时南京国民政府考试院组织的全国统考，获得了中医师执业证书。我父亲在当年是有名的“儒医”，大家所以这样称呼，是因为他读通了很多经史子集之后才去行医的。此外，他在国外还受过西医学教育，思想相当新潮，他对当时中医的一些玄虚、五行的东西很反感，这使他曾遭到过当时学术界的不满声音。

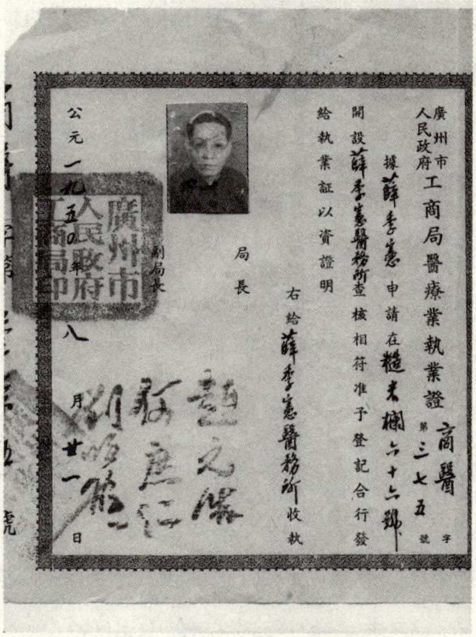
廣州市人民政府工商局醫療業執業證
商醫字第三七五號
據薛季憲申請在糙米欄六十六號
開設薛季憲醫務所查核相符准予登記合行發
給執業證以資證明
右給薛季憲醫務所收執
局長
副局長
公元一九五〇年八月廿一日
廣州市人民政府工商局印

◆新中国成立后，薛季宪获得新颁发的营业执照

记者：薛家到了你这一代好像没多少人学医了？

薛安日：我有两个哥哥——薛永日和薛华日。长兄薛永日，原本是父亲衣钵继承人，薛华日后来学了理工科。薛永日在培正中学毕业后考上了当时中国医学最高学府——北京医学院，是比钟南山院士高一年级的师兄。1959年大学毕业后，薛永日被广东省卫生厅分配去了当时肇庆专区人民医院，不久后当上了内科主任，并兼任高要卫校的临床科主任。

我曾去薛永日那里听他讲课，发现他工作相当辛苦。当时正是国民经济的困难时期，经常在医院一次性值班长达36小时，接着还要去高要卫校上课，连续两天不能休息。在这种高强度的工作状态下，最终积劳成疾，33岁时便因肝炎和肺病去世。

记者：在你小的时候，薛季宪在哪些方面给你的印象最深？

薛安日：父亲的生活相当严谨而有规律。清晨起床洗漱完毕之后会先出去喝早茶，8点钟回来准时开门应诊，持续到中午1点左右，之后则不再开诊。虽然下午收工休息，但是他仍然将生活安排得井井有条：午休醒后会去当时惠福路口一家名为涎香酒家的地方喝下午茶，之后去北京路、大德路一带买烟。回家吃过晚饭便开始写书稿直到凌晨1点上床休息，常年如此。

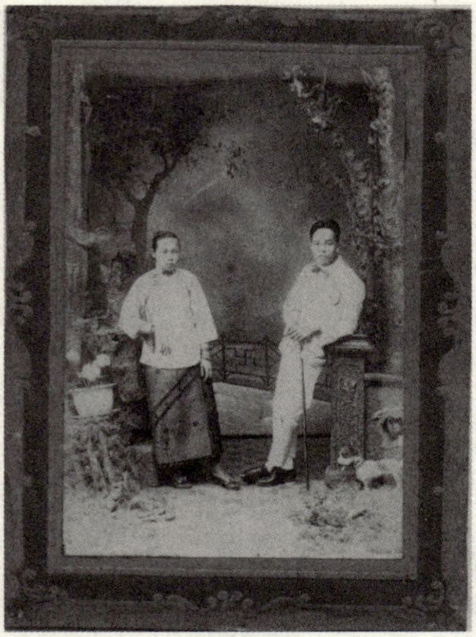
◆薛季宪及其妻

记者：家人眼里的薛季宪是个怎样的形象？

薛安日：对我们来说，他是一个慈父，对孩子非常疼爱。父亲喝下午茶的地方离我就读的小学很近，我当时就坐在靠门口的第一排，所以他每次从学校门口经过时我都能够看到他。当他出现时，我常常会连课也顾不得上，背着书包就跑出去和他一起去喝茶，这时他会和蔼地拍拍我的头，带我去玩。这件事给我留下的记忆相当深刻，现在回想起来还是很有趣。

记者：他有没有给你和你的兄弟姐妹们灌输医学方面的知识？

薛安日：父亲在晚上写作前会给我的哥哥姐姐上课，当然，医学只是其中的部分内容，其他方面还有古文学、诗词歌赋等等。至于我，一方面是因为当时年龄太小，而且太过活泼好动，另一方面，我的头颅小时候受过重伤，父亲不想我的负担太大，所以对我并没有特别的教育点拨。

不管有钱没钱，除急诊外，都要排队

记者：你的父亲最擅长治疗哪些病症？

薛安日：内儿科和妇科是他的强项。

记者：还记得他医病的过程吗？

薛安日：当时我年纪还小，记得不太多。听姐姐说，印象最深的是1938年11月中旬，珠光路一户人家有女儿患了妇科病，曾跟随在十九路军中当兵的丈夫一起去上海留医，但是没有效果。回到广州后，经市内最著名的国立医院诊断后，被认定为梅毒进入了脊髓，是一种“奇病”，无方可治。在病者奄奄一息准备办理后事的时候，她的家人经朋友介绍找到了瓠隐医庐，父亲在看过病人后，称对方患的是风湿引发的病，开药后几天内身体便开始恢复，不久就痊愈了。

记者：你父亲专长的医科似乎更加适合女医生，他为什么不将技术传给你的姐妹？是不是和“传男不传女”的观念有关？

薛安日：我们家族的确没有女性医生，不过这和传男不传女没有关系。当时我们一家七八口人全部靠父亲的诊金收入维持生计，生活并不宽裕，而学医的学费和其他方面的支出都高于一般的专业，出于经济方面的考虑，我的三个姐姐都没有走上医学之路。

不过，姐姐自小就在诊所里给父亲帮忙，经过多年的耳濡目染后，也有一定的医疗基础。特别是到了父亲晚年的时候，病人需要的药剂大多由她们帮忙配制抓取，她们对这个行业有了更加深刻的了解。

记者：你印象中，父亲在诊病中有什么特别之处吗？

薛安日：过去的中医看病，诊断完后开具处方之后就完事了，父亲并不是这样。他每次治疗开方后都会有留底，上面详细记录了病人的姓名、性别、年龄、住址、病名、症状、疗法、处方用药等内容。如果有病人旧病复发，便可以很迅速地通过之前的病案查到病因，并随之寻找相应的治疗方法。后来，他将自己看病时的心得和临床过程中遇到问题的体会做出汇总，自己手写了一本书《医理一得录》，作为自己临床实践经验的总结，当中的内容也是相当丰富。

记者：这种习惯和他自小习文有关系吧。

薛安日：应该是这样的。父亲读书很多，加上个性比较强，有时候会有点文人的清高，观念也和其他医生不太一样。新中国成立后，按照当时的国家政策，办联合诊所是大方向，他也收到多方邀请，但都婉拒了。联合诊所收费三毛钱诊金，而当时理发的收费是四毛钱。父亲觉得“医生不及剃头佬”，有辱斯文，那是很不合理的。而他自己行医有其医德准则，治病不分贫富贵贱，同等认真对待。诊金两元，但对真实贫困的病人除减免诊金，还会资助药费。

父亲开诊时还有一个规矩，就是病人不论贫富，不论社会地位高低，除急症外一律按号轮候就诊。记得每天早上8点钟开门时，门外常常已聚满了前来看病的市民；这时我们就会拿出之前写好次序数字的竹筹派发，要求按序号轮候，除急症无优先例子。这一点获得病人的好评和同行的尊敬。

家族简谱

薛锦棠，薛季宪祖父，广东南海西樵人，清代乾隆年间到了广州，经营中药店。

第二代薛杏墀，薛锦棠之子，薛季宪之父，年轻时在越南西贡行医，把医术传于其子薛季宪。

第三代薛季宪（1898—1952），年少随父旅居越南西贡，在当地接受西方文化教育。青年时返国，获中医师执业证书。在广州创办瓠隐医庐，擅长内儿科和妇科病症。创作颇丰，著有《古经今义》《震发录》《医理一得录》《金匮新义》等。

第四代薛永日（1937—1970），薛季宪长子，自幼随父学医。1959年毕业于北京医学院，主修内科。曾担任肇庆专区人民医院内科主任。

薛华日，薛季宪次子，1939年出生，1962年毕业于北京邮电学院，高级工程师。1984年底前从事邮电通信设备的研制工作22年，有科技著述获得省科技奖，从1984年底调入广州开发区筹建通信系统开始至2000年退休前的15年，从事外资引进、企业筹建工作，企业管理工作，退休前任广州开发区管委会副总工程师兼东江口岸公司董事长兼总经理。

薛安日，薛季宪幼子，1942年生。国家级社会体育指导员，注册执业中医师，历任广州市体育工会主席、市武术协会副主席等职。曾获“全国职工体育先进工作者”“广东省武林百杰”等荣誉。

薛柏龄，薛季宪之女，1926年生，二轻局退休工人。

薛掌珠，薛季宪之女，1931年生，市邮局退休职工。

薛勉留，薛季宪之女，1934年生，汽车厂退休工人。

家族逸事

一张处方“字”值两块钱

薛季宪的书法写得相当漂亮，尤其擅长楷书。旧时作书之人，或交由印刷厂代为印字，或找擅长书写之人帮助眷抄，薛季宪写过的10余本医书稿，数十万字，没有一字假手于人，全部手书而成。

20世纪50年代初，薛季宪看病一次收取两块钱诊金，这在当时算是高价格（同期联合诊所看一个病人只收三毛钱诊金）。虽如此，但每天前来瓠隐医庐的街坊仍骆绎不绝，甚至很多已赴港澳定居的老广州，也会回来找他看病。他们说，光买薛医生处方上的字就值回诊金了。

父亲给了我第二次生命

瓠隐医庐位于小东门糙米栏66号，一个两层楼结构的小洋房，楼下是候诊室和治疗室，薛季宪一家住楼上，楼层由一个木梯相连。

1946年一天清晨，薛安日随母亲早起，下楼时不小心将拖鞋掉在了楼阶上，他俯身去拾，不想脚底一滑，从二楼坠至楼底。

据薛安日回忆，当时半边头颅完全松软，血流如注。薛季宪忙将薛安日抱至治疗室急救，灌药救醒，敷药包扎。经过一段时间中药内服外敷的精心护理，薛季宪医好了儿子的足以致命的头颅外伤，而且几十年没有出现任何后遗症。“父亲给了我第二次生命。”这成了薛安日经常挂在嘴边的话。

（采写：朱大尉）

吴维城家族

五代行医官尊匪敬

和平西路七十春秋

历史的枢纽

中医街从繁华到没落的见证者

名中医吴维城坐在记者面前很健谈，吴家若从他的曾祖父吴若鹏算起，到他堂兄的儿女，已整整五代行医了。吴若鹏乃儒医，在顺德家乡边教书边行医。至今，吴家还保留着吴若鹏的画像：身穿黑褂蓝袍，手执书卷，面露微笑，一看就是晚清民国的教书先生。吴维城的父亲吴灼燊20世纪50年代在《自传》中说，自己8岁就跟随吴若鹏读书塾。可以说，吴家作为中医世家，是从这幅画像开始。

到了吴维城祖父吴锡蕃这一代，他专精医学，20岁就挂牌执业。1911年，吴锡蕃从广州医学求益社毕业，获得一等毕业文凭，并获得政府部门颁发的行医执照。求益社只存在了短短六年，到1912年就停办了，但对近代广州中医事业作用很大，是当时有名的学医机构。

从求益社毕业后，吴锡蕃回到顺德家乡行医，直到终老。吴维城说，祖父在顺德当地是个有名的医生，医术高明，对病人不分高低贵贱，连土匪都很尊重

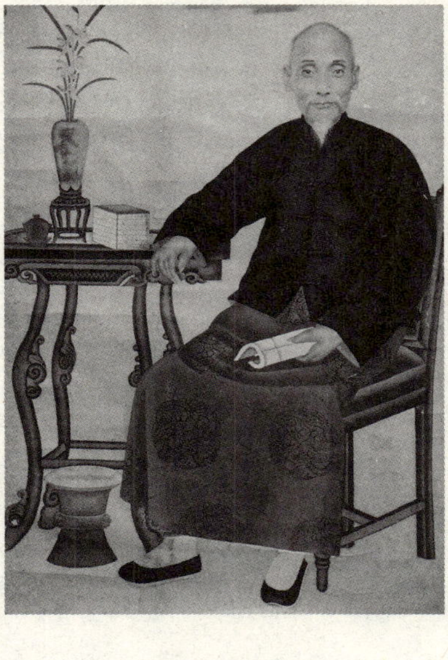

◆吴若鹏画像

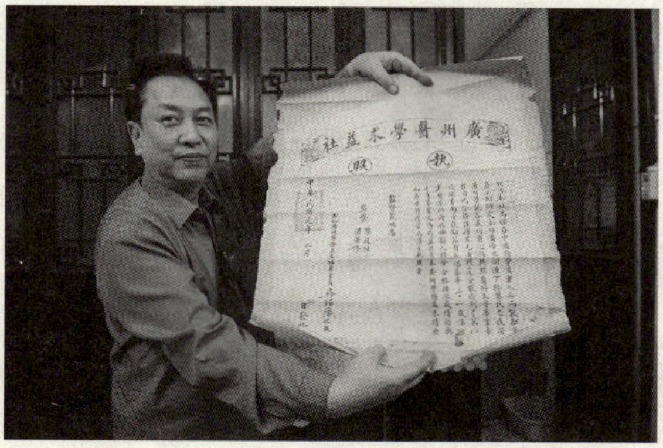

◆吴维城展示其祖父吴锡蕃民国年间的执业执照

他。不为良相，则为良医。可能也正因其医术高明，1933年，广东省卫生部门聘请吴锡蕃为广东省第五届中医考试阅卷委员。

幸运的是，吴维城保留了不少父亲吴灼燊的资料，有一份写于1957年的《自传》，写在一张小纸上，字迹有力流畅，一看就有书法功底。有这些资料，我们才能更好地体会到一个中医世家在社会中的变迁浮沉。

吴灼燊是1932年通过广州市卫生局的中医考试的，第二年就来到广州和平西路开设诊所，和平西路当时叫“拱日西路”。广州沦陷后，吴灼燊避难香港，继续行医。三年后香港沦陷他又返回广州在家中开诊。家门前的这条路曾改名为“抗日西路”，并在1949年后再次改为“和平西路”，“文革”期间，这条路被红卫兵称为“战斗路”。历史的变迁就体现在路名的变化中。

吴灼燊是1962年颁布的广州地区42位名老中医之一，他医术精湛，威望很高，在广州市第三人民医院（现广州市中医院）工作的时候，负责高干特诊，甚至“文革”时的军代表也找他看病。吴灼燊在《自传》中说，“生平在医言医，除与病人诊病外，甚少社会活动”，但吴维城说，他常和他尊敬的梁澄宇老中医去茶馆喝茶。

吴维城是从广州中医学院毕业的，毕业后去了广东信宜农村工作。吴灼燊亲自送儿子到农村的。本来让儿子留在身边也是人之常情，但在那个年代这种思想是要不得的。

吴维城在广州市中医院工作了几十年，从普通医生一直到院长、中研所所长，2000年和2001年，先后被评为广州市和广东省的名中医。拜访时，记者没想到曾担任广州市中医院院长的吴维城还住在老房子中，事先也不知他对和平西路的感情和了解。但是通过请教吴维城，记者感受到了活生生的家族温情。

中医世家在历史变迁中浮沉，名中医的风尚却得以传承。

后世访谈

『60多年来，吴维城一直住在和平西路，他父亲曾在这里开设诊所。20世纪50年代的中医街，如今已变成商铺林立，车辆人流匆匆而过，本来不宽的街道因市政施工变得更加狭窄。

吴维城的家里布置得古香古色，和这相映衬的，是他至今保留着医学求益社颁发给他祖父的文凭和卫生部长李德全签注的父亲中医开业执照等一批具有历史价值的资料。

健谈的吴维城，谈起四五十年代和平西路上的中医，如数家珍，他太熟悉了。在一条街道上居住了64年，那是一种怎样的情感。

夜幕降临，为了让记者更好地了解以前中医街的盛况，吴维城带领记者沿着和平西路，逐一介绍他家附近的中医和诊所。当年和平西路上的中医景象，似乎历历在目。』

土匪都尊重的吴锡蕃

记者：你父亲有没有给你讲过爷爷的故事？

吴维城：听我父亲讲，爷爷医术很高明，路上遇到“大天二”（恶霸）抢劫，发现是救命恩人，就放行。那些土匪都很尊重我爷爷，不打劫他，一来知道他没钱，二来知道他做人很好，救死扶伤，他在当地是很有名的老中医，行善积德，一般土匪都不敢招惹他，甚至有病还请他来治。现在顺德很多上了年纪的老人家，提起吴锡蕃还是有印象的。他看病不分贵贱，当时很多土豪劣绅、省市的行政长官找我爷爷看病。他很有爱心，常对穷人赠医施药。另外，他还是顺德保生医院的主席，这是个慈善医院。

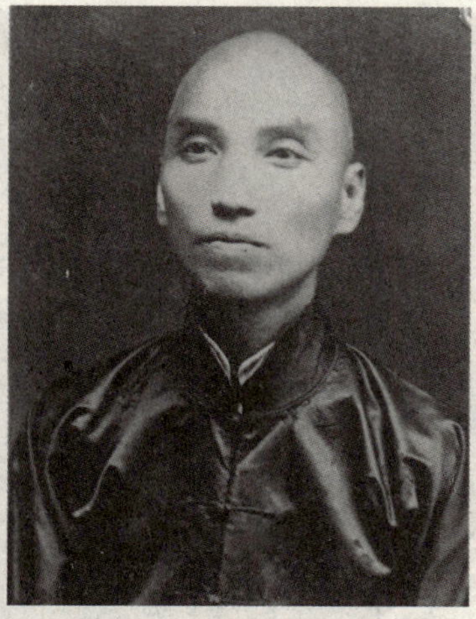
◆吴锡蕃

记者：你爷爷有兄弟吗？他把医术都传给了谁？

吴维城：爷爷有个弟弟在香港先施公司工作，我称他叔公，名吴礼耆。我们家族较大，爷爷有妻妾，子女众多，学医的有四个儿子。我父亲吴灼燊排行老大，二叔吴亿仲，三叔吴兆燊，六叔吴纪新，都继承了爷爷的医术。这四位父辈都已过世。三位叔叔都在顺德行医，三叔和六叔的后人现在还有多位当医生的。

记者：吴锡蕃其他儿子做什么？

吴维城：除了上面提到的，我见过的叔叔还有九叔淦燊、十四叔庆燊、十五叔昶燊、二十一叔悦燊，十八叔瀛燊在香港先施公司做中层管理人员。他们都已去世。现只有十七叔吴泮燊还健在，70多岁了，是顺德一中有名的物理老师。三叔行医的儿子有两个——吴维信和吴维德，夫妻俩都是医生。另一个儿子吴维忠是广东人民广播电台的主任播音员，60年代就播音了，他艺名叫纪峰，是著名播音员，年纪大些的人都听过他播音。六叔行医的儿女有三位，儿子吴家勉在顺德第一人民医院从事医务工作达45年，现已退休，女儿吴家玲、吴家淑在顺德勒流医院分别从事妇产科和中医师工作。

记者：你父亲是怎么跟你爷爷学医的？

吴维城：就是跟班，在旁边站着，看爷爷如何看病开方。我爷爷看病时根据四诊所得，把舌象脉象告诉他，然后就叫我父亲体会，最后是抄方。一定要通过抄方才可以入心。以前开方，不像现在单开处方，要写方论。要在处方的右侧先写症状、脉象、舌象，以脉论证，然后才开方，习惯称为脉论。一抄方，印象就深了。跟师就是通过口述，然后跟学的人就要写方。写得多了，就知道是什么病，该用什么药。以前侍诊过程就是实践，学东西了。当时我父亲，二、三、六叔都是这样跟师的，当然还有看医书自学。

记者：你父亲什么时候来广州的？

吴维城：1932年，父亲通过了广州市卫生局的中医考试，第二年就来到广州，在拱日西路（现和平西路）开设诊所。抗日战争时期，广州沦陷，父亲避难

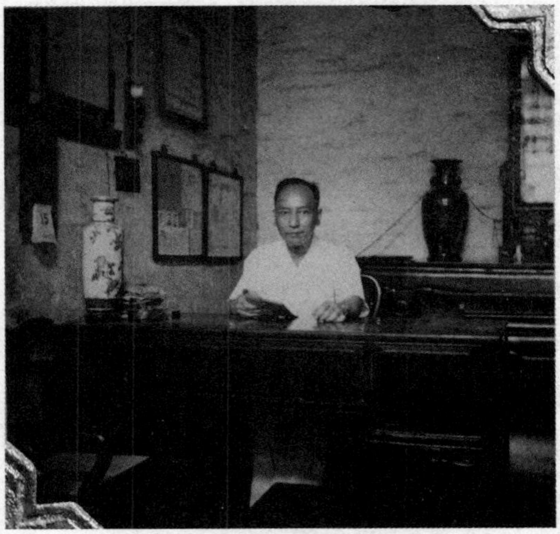

◆吴灼燊

香港，在香港中环利源西街5号二楼继续行医。1942年回到广州，继续开诊。当时和平西路是有名的中医街，有很多知名的中医。日本人打到顺德后，我们整个家族都流散了，我有一些叔叔去了韶关的孤儿院，后来就一直留在粤北一带；有些叔叔、姑姐去了香港，叔叔辈的子女多居住在香港、顺德、粤北，但再下一代的子女就在世界各地了。

记者：你小时候，和平西路的中医街都有哪些中医？

吴维城：新中国刚刚成立时，我开始记事了，整条街大部分是诊所，有二三十家。比较有名的是刘赤选，曾任广州中医学院的教务长。关汝耀、杨志仁也很有名。

据我所知，医生街里这三个人1956年广州中医学院开办的时候就参加学院工作了，其他人则去了各家医院。我父亲去了传染病医院，内儿科专家区少章也去了传染病医院。1956年大联合的时候，有些医生去了联合诊所。那时候，和平西路上内外妇儿科的医生都有。

50年代，个人不准开诊，中医或去联合诊所，或去医院

记者：和平西路上的中医都组织了哪些联合诊所？

吴维城：大联合的时候，我在读中学。和平西路附近有很多家联合诊所，大

公联合诊所就是其中之一，不少医生就去了那里。大公诊所原来是林国铭的私人住宅，也做过清平卫生院。林国铭去了工人医院，他是搞内科和妇科的。还有些医生去了省级医院，有的去市一和其他市级医院，有些去了区级医院。

例如，我家斜对面的卢佐文去了铁路医院，儿科专家何蔼谦去了儿童医院，叶伯良进了联合诊所，有些中医师去了香港，如黄彪、何若川等。

1956年之前，和平西路上有哪些开诊所的，我可以一路数过来，因为当时父亲也在这里开诊所，我一出街见到的都是世叔伯，都认识我的，还说我经常跟在父亲后面，是“秤砣坠”。哪位在哪间诊所开诊我都清楚。

记者：1956年成立中医联合诊所时，为什么你爸爸没跟其他人联合，而是应聘到传染病医院？

吴维城：是传染病医院院长李钜泉亲自来请我父亲。当时不准个人开诊所，提出要发展中医，省市级医院就都纷纷聘请老中医到院工作。但还有些医生坚持私人开业，哪里都不去的，也能生存下去。

记者：自己开诊，政府会管制吗？

吴维城：也没压制，不吸收他到单位工作就是。当时是“一阵风”，但很厉害，一定要进联合诊所，不提倡私人开业。慢慢有些人又离开医疗单位，半明半

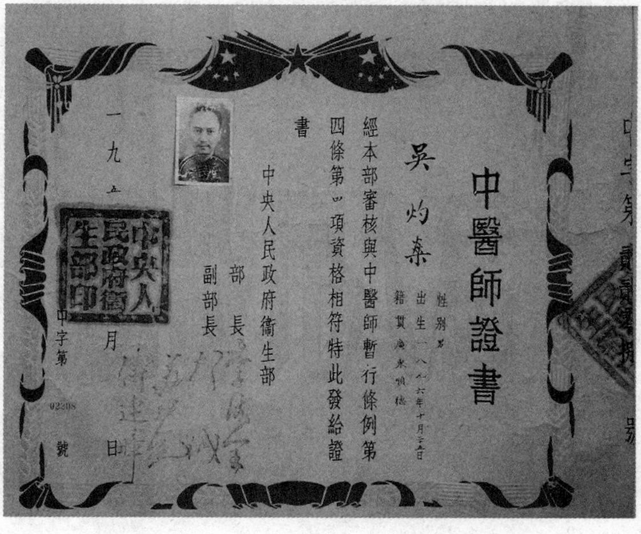
中醫師證書
吴灼燊
經本部審核與中醫師暫行條例第四條第四項資格相符特此發給證書
中央人民政府衛生部
部長
副部長
中央人民政府衛生部印
中字第
號

◆50年代卫生部颁发给吴灼燊的中医师证书

暗开诊。当然不给政府知道。

同街的中医常聚会交流

记者：当时你父亲和哪些中医来往比较多？

吴维城：来往最多的是梁澄宇、黄子明、黄彪。梁澄宇是很有名的伤寒医家，他治大热症是很厉害的，他是和我爷爷同辈的，父亲叫他世叔，常和他去饮茶交流中医。梁澄宇的儿子叫梁道平，父子俩一起在和平西路开诊所，两间房挨着，梁澄宇是中医，梁道平是西医。现在那栋楼还在，连天台四层，很漂亮。

另外一个有名的医生叫作庄省躬，还有一个叫叶伯良。名医黄彪住在我家斜对面，他有三个儿子都是学医的，大儿子叫作黄文杰，在工人医院中医科当医生，退休以后就去了国外定居；另外两个儿子都是在澳门行医，一个叫作黄文兰，一个叫作黄文江。黄子明也是有名的中医师，他的儿子黄宪章是广东省名中医，广东省中医院原骨科主任。

另外，我父亲和刘赤选、关汝耀、潘继善、区少章、陈君持来往也比较多。陈君持是骨伤科医生。还有张桂甫、叶锦湖、潘健雄、黄宗勉等在和平西路开诊的都是好朋友。

记者：当时中医街上这些医生之间是如何交流的？

吴维城：他们经常聚会。五六十年代的中医就是通过聚餐、中医学会的学术活动沟通的。1954年前有中医公会，之后有中医学会。同一条街上中医的聚会就更加频繁。在聚会的过程中，其实就是交流学术，不光是吃。因为大家都是开诊所的，诊疗绝招也不可能全部都告诉你，但探讨和交流都是采取这样的形式。

和平西路上的医生有个不成文的习惯，一到下午吃晚饭前，很多医生都会站到门口，互相打招呼。一有空，看完病，甚至是饭后天还没黑，又继续站出门口聊天交流。我那时候上初中，四五点钟放学回家看见父亲站在门口聊天，我沿着回家的路叫叔叔叫伯伯，乱叫一通。我小时候是“乖乖仔”，跟着爸爸转来转去，那些世叔伯又捉住我跟我玩，所以我跟整条街的医生很熟的。我家旁边的谢惠民是谢培初的儿子，胖胖的，人很和蔼，医术很高明。

当时中医既竞争又团结，他们都有个优点就是“不会中伤他人”，不会说自己厉害、别人不行。如果有这种情况，大家会声讨他，这叫医德。各人都有一批病人。除非你治不好，病人到别的医生那儿治，你也无话可说了。但不会恶意中伤同道来拉拢病人，都讲行规和医德。

父亲开诊，我站在旁边看

记者：你父亲1958年就到了现在的广州市中医院？

吴维城：以前叫广州市第三人民医院，只有三层楼。我父亲很早就是广州名老中医了，在1962年召开广东省名老中医大会暨广州中医学院第一届毕业生拜师大会时评的。

记者：你父亲是怎么教你学医的？

吴维城：父亲开私人诊所的时候，一有空时他就要我站在旁边看他诊病。看完病，就当着病人的面，告诉我这是什么病，让我摸摸脉。很小的时候就教我背方歌，背医学三字经。当时我还没学医，正在念小学。所以我接触中医的理论、中医的学术名词是很早的，从小就耳濡目染。父亲也鼓励我将来当个中医，所以1962年我就到广州中医学院读书，1968年毕业。当时的广州中医学院是六年制，比现在的学制长。

记者：你在广州中医学院读书的时候，学校的学风怎样？

吴维城：学风很浓厚，广州中医学院的老师很多都是名教授、名中医，都教过我们。关济民教中药，关汝耀教诊断，胡海天教内经，刘仕昌教温病，贺志雄教伤寒，邓铁涛教各家学说，朱敬修、刘赤选、冯德瑜还当过我们的教务长。1962到1968年相对经济困难时期过去了，祖国刚刚康复，学术气氛浓厚，考大学看高考成绩，不唯成分，同学们都很好学。那时正是广州中医学院的发展时期，在广州中医学院上学，真是受益良多。但“文化大革命”以后，很多名教授都逝世了。

记者：你兄弟姐妹几个？

吴维城：父亲一共四个孩子，我还有三个姐姐。我大姐吴宝绵也是学医的，她是20世纪50年代北京医学院毕业的，毕业后在北京中国医学科学院工作，结婚后跟姐夫去了军工厂，现已退休，70多岁了。我二姐吴宝娴毕业于华中工学院电机系，现侨居加拿大。我三姐吴宝仪是华南化工学院化工系毕业的。我排行第四。

记者：你父亲有没有要求每个人学医？

吴维城：他只要一两个孩子学医就行了，但他希望我学中医，因为只有我一

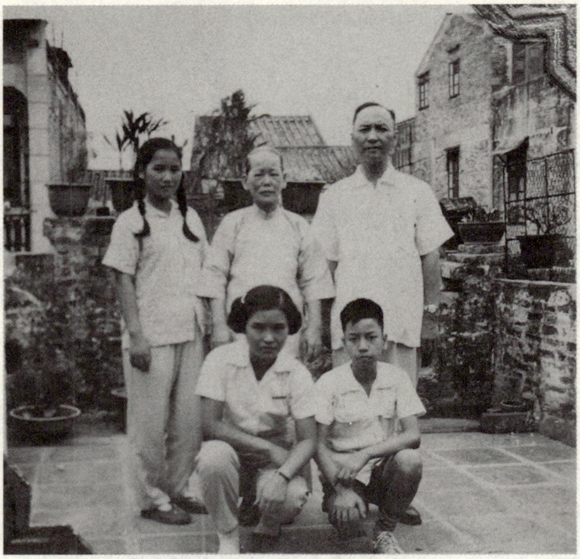

◆吴灼燊一家，最小为吴维城

个儿子。女儿学中医也好，西医也好。我大姐读大学的时候还没有中医学院，所以就没机会读中医高等院校。高中毕业后考上了北京医学院。

记者：你的孩子有没有当医生的？

吴维城：两个孩子，我女儿是搞金融的，儿子是搞经济的。我比较开通，并不强调他们学医，看他们的兴趣。两个孩子看我年轻时当医生太辛苦了，隔两天晚上就要值班，经常看不见父亲，他们就不想学医，我也不勉强他们。七八十年代，我们都是一心扑在医疗事业上的，整天都要值班的。我既要在病房工作，又要在急诊工作。1972年我大女儿出生的时候，我正带队在湖南修湘黔铁路，去的时候我爱人刚怀孕，一年后回来，女儿已经两个月大了。我老婆怀孕的时候是怎样的我都没见过，回来就有一个女儿了。我那时还没入党，但当时的干部很纯朴，服从组织安排，从不讨价还价，有困难自己克服。

家族简谱

吴若鹏（1848—1923），顺德人，一边教书一边行医，早上上课，晚上和课后给人治病。擅长内科、儿科、妇科等，治病常不计报酬。

吴锡蕃（1877—1942），顺德人，吴若鹏之子。少入私塾读书，聪敏勤奋，悟性超常。18岁跟其父教书、学医，20岁挂牌执业中医。1911年，吴锡蕃毕业于广州医学求益社，随后回乡行医。擅治内科、儿科、妇科，特长奇难杂症，善医发冷、肾病、肺病。晚年名声甚广。穷人看病，常免除诊金或赠药。曾任顺德慈善医院保生医院主席。吴锡蕃子女众多，其中有四个儿子行医。

吴灼燊（1901—1971），吴锡蕃长子，出身中医世家，少年随父学医。1921年起，先后在顺德、香港、广州行医。20世纪30年代在和平西路开设诊所，擅长内科、儿科、妇科。1957年到广州市立传染病医院工作。1958年调入广州市第三人民医院（现广州市中医院）。吴灼燊是广州市第四届政协委员，1962年被评为广州市第一批名老中医。

吴维城，1944年生，吴灼燊之子，广州市中医院原院长、广州市中医中药研究所原所长。1962—1968年就读于广州中医学院，毕业后分配到广东信宜工作，1971年调回广州市中医院。2000年被授予广州市名中医称号。2001年被授予广东省名中医称号。吴维城擅治中医内科疑难杂症，主持中医男科专家门诊工作。现任广州市中医药学会副理事长、内妇儿急专业委员会主任委员。

家族逸事

吴灼燊帮猩猩看病

1969年8月，广州动物公园的小猩猩染上细菌性痢疾，拉肚子，动物园把它送进广州市儿童医院住院治疗，一直未见效。这只小猩猩的母亲是非洲友好国家赠送的，很有纪念意义，据说母猩猩一共生了三只小猩猩，前两只都夭折了，就剩这只。

当时，有关部门找到吴灼燊，让他给猩猩治疗。领导叮嘱说，治疗猩猩是政治任务。于是吴灼燊到儿童医院给小猩猩号脉，并开了一些中药给猩猩吃。不久小猩猩就康复了。

随父享用高知餐券

吴维城回忆说，经济困难时期，按当时的中医政策，国家会给高级知识分子餐券，凭着高知餐券，可以到指定酒家点蚝油牛肉。当时的蚝油牛肉相当于现在的鲍参翅肚，很珍贵。而吴维城常跟着吴灼燊去吃蚝油牛肉。

当时，高级知识分子都有优惠券，有时大家拿出来集体聚餐。不过，这种“高知餐券”每月发一次，吃一餐就用完了。

“先不要吵，让吴老先过”

吴灼燊医德高尚，为人和蔼，当时找他看病的首长的小汽车排满了整个医院的门口。“文革”时，两派斗得厉害，但看见吴灼燊走过，都说，“先不要吵，让吴老先过”，过后再继续大辩论。

吴灼燊病重时，组织上问他有什么要求，由于儿子吴维城当时在信宜，吴灼燊提出：“能不能调我儿子回来继承我的事业？”军代表当场答应了他的要求：“应该的，应该的，这是特例，我们马上跟你儿子工作单位商调。”

酸枝桌椅被迫扔大街

吴维城家原先有些酸枝桌椅，“文革”时这些东西属于“四旧”。吴家为避免不必要的麻烦，把这些东西搬到马路上扔了。

忆起这些事，吴维城感慨地说，现在的酸枝很值钱，但当时没有人敢要，家家户户的酸枝桌椅、花瓶、古玩全扔到大街上，堆成一座山，没人捡，被当垃圾不知清去哪里了。如有人捡去，现在再拿出来卖就值钱了。

（采写：宋金绪）

韩绍康家族

直爽谨慎父子俩
跨国济世一银针

历史的枢纽

最美的家族传承：银针济世，百折不挠

不得不承认，在一个中医世家中，差异远比共性更具有吸引力，特别是在一个强调共性的年代。同住在荔湾区梯云东永盛里，共氤氲于老广州街巷的地气，但“老豆”和“仔”之间的区别就别有意趣：父亲韩绍康为人豪爽直率，儿子韩兼善则显得谨慎有加。这是韩绍康的学生黄建业对韩氏父子的评定。韩兼善知晓后在电话那边略显踌躇，但很快表示认同：我爸爸是个很直爽的人，爱抽烟，差不多每天一包，我确实比较谨慎，但知道我为什么这样谨慎吗？

为什么？原因比好事者的想象简单得多。“文革”期间，韩绍康受到了冲击，不允许替病人看病，他的很多子女也受到了不公正的待遇。作为长子的韩兼善在经济上、思想上承受着巨大的压力，他的工资要填补一大家人的开销，他在工作和生活里也必须小心翼翼。凡此种种，让他变得谨慎低调。

中国时不时就会迸出类似的历史原因，其推进个性变化的激荡激进是可以想见的。风云诡谲之下，个体别无选择。韩兼善不得不改变，只是谨慎之余，究竟是福是祸？针灸直指血肉经脉，小心为妙，当然是谨慎之福。然而，韩绍康针灸时常有奇绝招数，治疗胃病时甚至敢于以适度深针刺胃脘，韩兼善自言“胆子比较小”，担心出责任事故，不敢用这些针法，由此可见，有时谨慎或许也算障碍。

韩兼善在1976年成功组装出一部电视机，这让他的父亲感到欣慰。具备鲜明的理工科思维，无疑是韩兼善与父亲韩绍康的重要差异之一。1960年，韩兼善考入了北京邮电学院，用无线电知识研修中医是青少年的理想，虽然1961年由一个历史原因造成的变故中止了追梦少年的脚步，但是理工科的思维已经根深蒂固，青春理想投射的光影，多少年来，依旧照在韩兼善的内心深处。在研究针灸学中的某些理论技法时，韩兼善会特别考虑地球、月球、太阳的运动，还会联想到磁场和各种引力。在中医研究的范畴里并不忽略前沿物理学知识如相对论、量子力学等等，这也正是韩兼善独具魅力的所在。

差异在共性里分化出来。虽然各有不同、各有高妙，但父子两代的共性依然明显，那就是对针灸、中医的眷眷深情。

韩绍康为中医而来，为中医而去。1986年初，韩绍康的健康状况每况愈下，4月间他写诗赠予德国朋友韩鹏："灵枢刺灸术，素问洛书数；术数两参之，持针斯得道；阳明脉动原，少火三焦母；营转子午流，卫行百刻度；淫邪寻过经，解结取俞募；补泻平为期，气偏须引导；伟哉华夏医，十亿人歌舞。"诗中总结了韩绍康一生对针灸学术的深刻体会，以及对中医针灸学未来发展的信心。同年9月，一代名医韩绍康积劳成疾，自知不起，仍坚持在病榻上替病人诊脉，口述处方。10月4日下午，自书绝笔："寿逾七旬，仰不愧天，无憾矣！"翌日晚上，韩绍康背倚棉被、盘膝合十，溘然长逝。

银针济世，百折不挠。韩绍康辞世之后，韩兼善继承父亲的遗志，在继承发扬家族专长的同时，努力将中医推向全世界，而韩兼善的不少弟妹也在不同国家做着同样的工作。这个家族的贡献让世人明白，被某些历史原因改变抑或摧残的人和家族，往往会变得更加强健。

后世访谈

『韩兼善，韩绍康长子，副主任医师，专长中医内科、妇科、针灸科，擅治感冒、咳嗽、肝胆病、胃肠病、心血管病、肾病等。目前在广州荔湾区西关国医馆坐诊。韩兼善对温热病、肿瘤、痹症、中风后遗症和忧郁症颇有研究心得，特别是用传统针灸手法结合内服中药治愈了不少奇难杂症。

65岁的韩兼善，嘴里时不时冒出"acupuncture and force"（针灸和力量）之类的现代表达。他住在荔湾区梯云东路。在11月阳光很好的一天，在自家二楼的小阳台上，韩兼善很热情地向记者打招呼。』

我父亲从小立志做良医

记者：你父亲有"岭南一支针"的美誉，能跟我们说说他成长的故事吗？

韩兼善：还是称呼他"岭南名针"吧。我父亲自小受中国传统教育影响，精

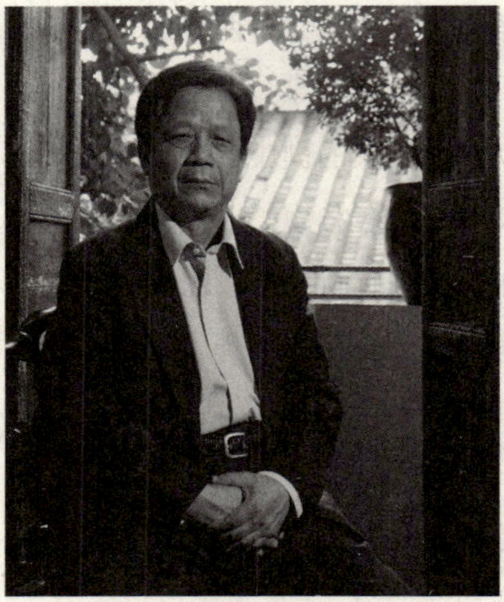

◆韩兼善

读四书五经，对琴棋书画、诗词歌赋、占卜风水也很精通，因为祖辈行医，他也自小受到医学熏陶，嗜读医书。上世纪20年代，军阀混战，时局很乱，我父亲立下大志，要成为济世良医。

我父亲记忆力极强，小时候就能对中医经典著作的许多篇章背诵如流。18岁开诊，因为效果好，时不时会引来一些人的嫉妒，他们在父亲的诊疗广告上公然涂上“服其药者，必见阎王”的字样。我父亲一笑置之。因为技术了得，乡人称我父亲为“生华佗”。1946年，我父亲参加了当时国家考试院特种考试（中医师考试），成绩名列前茅。当时广州国医馆想聘他为副馆长，但我父亲对名利看得淡，婉拒了。

记者：新中国成立后，你父亲做了些什么呢？

韩兼善：1958年，我父亲受聘为广州中医学院针灸教研组教师，除按照学院规定的教材授课外，还会选择临床遇到的特殊病例，专门讲解针灸学中的疑难问题。1963年，我父亲受聘为广东省中医研究所针灸顾问，聘任期间曾多次进行中医学术科研活动，其中《用疾徐补泻针刺大椎治疗疟疾》（靳瑞、黎文献参与）、《针刺验证卫气行》等多篇论文产生了重要影响。但令人扼腕的是，验证卫气行的实验因为得不到有关部门的重视而被搁置。后来，“文革”爆发，不仅摧毁了我父亲继续研究人体卫气这一生理现象的理想，还对父亲的身心造成极大

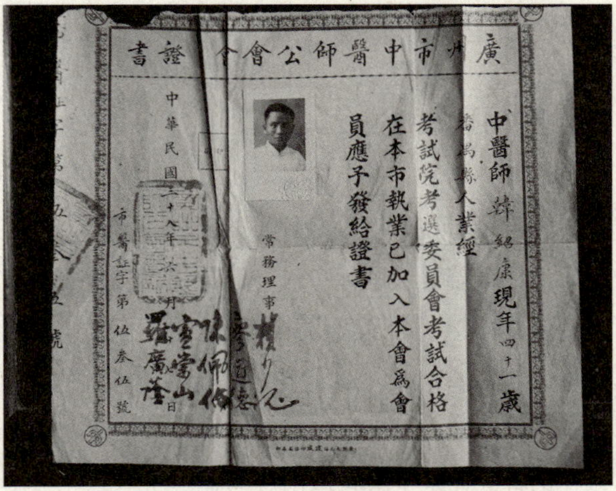

◆韩绍康民国时期行医执照

摧残。关于这场运动，我不愿说太多。

记者：“文革”后，你父亲又东山再起了吧？

韩兼善：事实上，1970年禁令稍松，我父亲在珠三角一带群众的多次恳求下，由当地大小官员担保，复出了。1976年“文革”结束后，我父亲虽心力交瘁，但仍念念不忘中医事业，于1980年在《新中医》发表了《对五俞穴的认识和运用》。父亲同时还为中医在全世界的发扬光大做了不少工作。

衰仔，《内经》没学好啊

记者：你父亲是名中医，应该也希望你们都学中医吧。

韩兼善：我父亲并没有做特别的要求，子女能够安身立命就好。我有4个弟弟、3个妹妹。其中，我本人、大弟弟、二弟弟和最小的妹妹在从医，其他的弟弟和妹妹不是医师。

记者：你是在父亲的引导下走上中医之路的？

韩兼善：在我年幼时，我父亲就有意识地培养我的古文功底。我成年后看《黄帝内经》感觉是比较容易的，这与我父亲的严格要求有直接关系。后来读小学、中学时，我父亲要求我两天时间背一篇古文、古诗词，背不下来就不能吃饭，而且打得也很厉害。《归去来兮辞》《正气歌》《滕王阁序》《增广贤文》

以及四书五经的许多篇章，我就是在那时候背下来的。再大一些，就开始读《黄帝内经》《金匮要略》《伤寒论》等中医经典，父亲要求我先背，他再解释，然后要求我在实践中领会。

记者：学习、工作方面，你父亲对你的影响有哪些？

韩兼善：1962年7月到1967年7月，我在广州市中医学徒班学习，一边学习理论，一边跟着父亲进行实践，他常带我去看病人，为我做示范，有时会问我“你看看怎么样”，启发我，其实也是在进行讨论式教学了。我单独行医后，父亲也会指导我，有时候下针时用错了手法，父亲会帮我纠正，回家后还会骂我“衰仔”，批评我：“你犯了严重错误，看来《内经》没读好啊！”

记者：你是中医科班出身吗？

韩兼善：我的经历比较特殊。我1954年毕业于广州竹朋小学，然后考上广州二十九中，1957年进入广州十一中读高中。中学阶段，我的数理化成绩都很好，高中时我还是学校的无线电小组组长。1960年，我考入了北京邮电学院，学习无线电设计与制造。

记者：无线电与中医之间的距离有些遥远，为什么做这样的选择呢？

韩兼善：当时，广州十一中的老师和领导鼓励我报考无线电专业，我考虑了一番，无线电和中医的气之间肯定有某种关联，为什么不能通过对无线电专业的学习进而研究中医呢？我是带着这样的念头进入北京邮电学院的，那时候的年轻人都想做科学家，我也一样。但是情况很快发生了变化，1961年，我退学了。

记者：为什么？

韩兼善：我的退学证明上写的原因是“家庭经济困难”，其实我是饿得退了学。在学校里，我吃不饱，营养跟不上，饿得患水肿。父亲问我：“你选择身体，还是读书？”我回答：“要身体。”父亲说：“你回来，跟我学医。”于是我离开了北京回到广州，在原广州中医学院、广东省中医研究所跟着学习。1962年到1967年，我在广州市中医学徒班接受了五年的中医学习，在理论、实践上得到了提升。

记者：离开学校，没有做成科学家，后悔吗？

韩兼善：我毕竟上过大学，不后悔。在大学那些日子，我学了英文，这对我后来的中医学习和研究有很大的帮助；另外，还是打了一些理工科基础，这对我研究针灸、中医是有帮助的。

希望侄子继承家族医术

记者：在广州市中医学徒班学习了五年中医之后，你的从医经历正式开始了？

韩兼善：1967年我分配到华南缝纫机公司的职工医院，2002年以副主任医师的职称退休。

记者：在企业的职工医院从医，会不会觉得委屈？对你从医会否有影响？

韩兼善：1992年我就是副主任医师了。在企业的职工医院，一方面病人并不少，另一方面我的很多同学、朋友在区里、市里的医院工作，我跟他们之间有交流，他们也了解我。

记者：退休几年了，主要在忙些什么？

韩兼善：我仍在荔湾区西关国医馆坐诊。再过十年，我75岁，精力怕有些不济了，所以我现在也在考虑针灸这个家族专长的传承问题。我的两个儿子在广告行业工作，他们不愿意学中医，我没有办法，只能尊重他们的选择。（二儿子韩敦彦已转行，于2008年考进广州中医药大学学习，现已成为医生。）我看好正在广州医学院读大三的侄子韩敦正，他的成绩很好，很有前途。我教育他切实学好

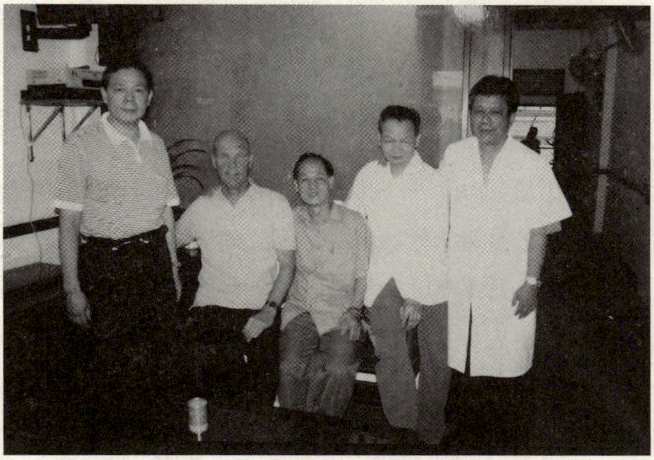

◆韩绍康（中间者）与学生和家人合影

西医，在这个基础上我再教他中医。

我也欢迎优秀的年轻人做我的学生，当然这要讲缘分。在我看来，中西医结合不是中医和西医的简单结合，学好中医基础理论和现代物理、数学、化学等现代科学知识，都是很有必要的。

学生记忆

『讲述人：黄建业，韩绍康的学生，佛山市中医院针灸科外聘主任医师。』

韩绍康有30支“箭”

韩老师对学生要求严格，对自己要求更是严格。有一次我们几个同学照例于星期天到韩老师家里，他正在聚精会神地给一位病人针灸至阴穴，因为给我们打招呼而分了神，将病人体内的一股正气误作“邪气”泻了一针，结果病人感到眩晕，韩老师马上意识到这是误伤了“正气”之故。事后，韩老师严肃地说：“由于分神，老师傅也会失手的，我也有被岐伯打耳光的时候。你们要学好候气针灸，除了要有高尚的医德、精湛的医术，还要高度集中精神。”

韩老师有30支“箭”（他将每种针灸手法比作一支箭），他用他那30支箭救治过不少垂危的生命，解决过不少急重疑难的病症。

家族简谱

韩绍康（1909—1986），字开源，又名来玖，广东番禺古坝乡人，专长内科和针灸，被誉为岭南针灸名医。幼读私塾，18岁悬壶于家乡，26岁在番禺领取中医执照。1938年，因抗战避难香港行医。1940年，回到广州先后在浆栏路、长寿西路、十三行豆栏东街、长乐路鸡栏街等处行医，兼营熟药。新中国成立后，1958年受聘于广州中医学院为针灸教师，1963年受聘于广东省中医研究所为针灸顾问，1986年10月积劳成疾而病逝。

韩绍康有8个子女，韩兼善是长子。韩兼善7个弟妹中，有3位弟妹是执业医师，分别是：大弟弟韩兼思，现为香港执业医师；二弟弟韩兼听，现在国外做执业医师；小妹韩姹玲，现在国外做执业医师。

另外4位弟妹没有从医，分别是：三弟韩兼顾，四弟韩兼济，大妹韩姹轩，二妹韩姹镶。

家族逸事

不向功利者授医

抗日战争初期，韩绍康在香港行医，其时已颇负盛名，一位商人想让自己的两个儿子学习韩绍康的针灸技术赚钱，并允诺给予一套豪华的洋房及优厚的薪俸作为报酬。韩绍康听后，心里很不高兴，觉得商人让儿子学医动机不正，但碍于情面，他表态说先对其儿子进行考察再做决定，若是可教之人他自会收为徒弟。结果，商人的两个儿子“知难而退”，不敢来接受考试。后来，韩绍康说，就算来了，若“非其人”，我亦不会教的。

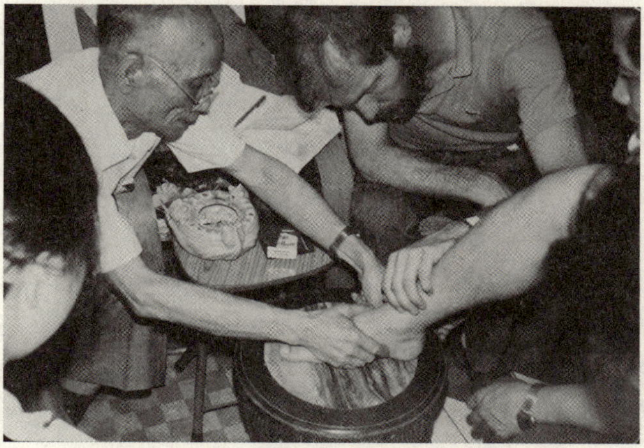

◆韩绍康带德国学生

韩家的跨国医缘

1984年，德国国际中医学会主席韩鹏（Mr.Carl-Hermann-Hempen）为了韩绍康的一篇论文，不远万里来到广州拜师学艺。韩绍康详尽地解答了韩鹏提出的疑难问题，示范针刺手法，并希望韩鹏在德国推广中医学。

韩绍康去世后，韩兼善与韩鹏一直维系这段跨国医缘。韩兼善曾五次赴德国慕尼黑，进行中医针灸、内科等方面的学术交流，同时应诊看病。经过韩兼善等人的努力，中医已在德国广泛传播，很多德国人都想找中医看病。

（采写：蒯威）

林夏泉家族

名医出身农家子弟
技传高徒不荫后裔

历史的枢纽

老实巴交的林夏泉，平平淡淡的人生

林夏泉虽然名气大，但真正知道他的人甚少。然而，无论是从纯粹的中医学角度，还是以一个医院创建人的身份，历史的事实告诉我们，他始终是一个不能被一笔带过的人物。

与多数名中医的医学世家相比，林夏泉的从医之路没有家族师承传统，在一生的岁月里，除了经济上得到父亲的资助，他更多的是个人的单打独斗。

把镜头拉远，林夏泉祖上世代为农。父亲林桂田年轻时恰遇乡下的出国淘金潮，被贩卖到国外做劳力，后来他抓住机会逃脱，并在国外做了点生意，赚了钱回乡下。虽然父母早年就给林夏泉娶了媳妇，但父亲的出国归来让他的成长之路变得跟其他乡下少年不同。

林桂田有了点钱，开始重视后代的教育，他把林夏泉送到香港去读医。据后人讲述，林夏泉在乡下读完私塾，如果没有父亲的经商所得，他最终也只能在家乡随父辈种田，做个地道农民。

尽管遭遇过国内外局势变化，他从香港辗转至广州，尽管新中国成立前，政府要在社会上取缔中医（那时候林夏泉正好在广东中医药专科学校发奋学中医），使中医的生存空间变得狭小，但总的说来，林夏泉的中医求学过程非常顺利，以至于后代谈起他的这段历史时，似乎只有他在香港结识富家小姐黄雁秋，并喜结连理才被传为佳话。

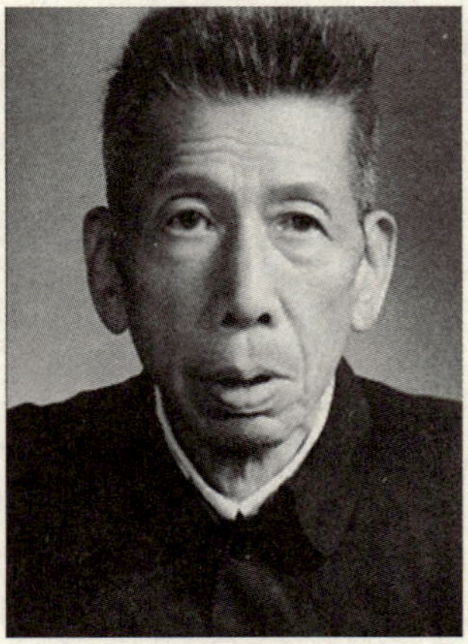
◆林夏泉

从一个农民家庭走出来的林夏泉，一生平平淡淡，没经历大起大落。这首先因为其农民出身，其次得益于他内向的性格。林夏泉老实巴交，不善言辞。他不同意后代学医，为人处世极其认真。在他眼里，要真真正正做好一个医生，并不容易。

从广东中医药专科学校毕业后，林夏泉进省中医院工作，直至去世。几十年的时间，说长也不长，说短也不短，但他却亲身见证了省中医院的发展。

可以说，对于省中医院的发展，他的贡献不单体现在医学上，在经济上，也有他不能被磨灭的功劳。与旧时的破烂和简陋相比，如今的省中医院的建筑大楼气势恢宏，发展如日中天。他带过的学生们也都已经功成名就，做领导的做领导，当教授的当教授。

如今，省中医院里那间20多平方米的医院旧宿舍已经不见，那位上了年纪的中医院业务院长，每天楼上楼下、上班下班的身影也在岁月里悄然离去。1980年，由于呼吸道疾病，林夏泉离世。

有人说，他去得不是时候。比如“文革”过后，全国上下第一次提工资，他没有享受到；用他筹款而建立起来的医院新宿舍，他也没能享受到。“林院长一生忙忙碌碌，踏踏实实地做，还没享过福，就走了。”

听到此叹息，令人感慨万千，但这却是整个采访过程中，后人对他最多的描述。

后世讲述

『林琦，林夏泉养女，生于1957年，祖籍广东台山，林夏泉第二任妻子黄雁秋妹妹之女，由于亲戚关系，一直管林夏泉叫姨父。林琦的爷爷曾经出国做过生意，后来死于美国。父亲先是在乡村做教师，后来到香港、广州等地读书，返乡后就职于中国银行台山分行，一直到退休。林琦在家乡没有上过学，16岁来到广州跟随林夏泉夫妇一起生活，主要是做家务活，负责照顾两个老人家。1975年开始在广东省中医院图书馆帮忙，工作至今。』

医术高明，却没能治好自己妻子的病

关于姨父的家世，我的所知并不多，他也很少跟我提起。他出生在一个农民世家，父亲（林桂田）年轻时曾出洋做过生意，赚了点小钱之后才回家乡来。因为那个年代，台山乡下很多人都曾被贩卖到国外去做工，他的父亲大概就是这样

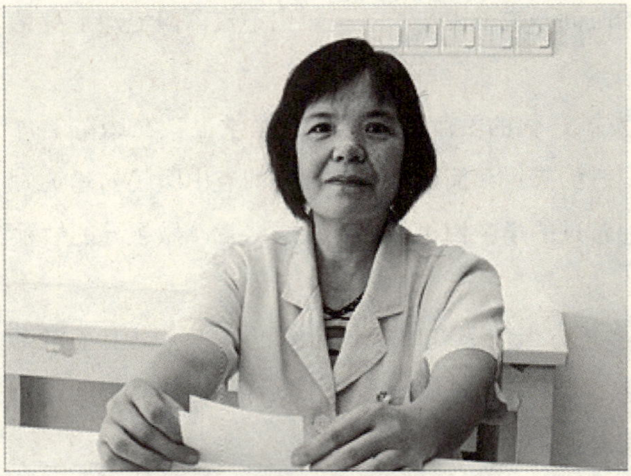

◆林夏泉的养女林琦

漂流到国外去的。母亲则是一个地道的乡下妇女，没出过外。姨父在家里排行最小，前面有一个哥哥和一个姐姐。

那时候在乡下，能供孩子到外面求学是一件多么稀有的事情，姨父的父亲由于在国外赚了钱，回来后非常重视后代的教育。姨父和他哥哥都先后被送到香港读书，两个人都是念医学，后来他们又转回广州继续念医（广东中医药专科学校），直到毕业。姨父留在省中医院工作，他哥哥后来好像去了海外。

姨父才十几岁，还没到香港求学，家里就已经给他娶了亲，妻子的名字叫陈凤娇。广州沦陷，姨父曾返回乡下，等到情况好转了，他才继续回来上学。毕业之后就在广东省中医院工作。他自己没有开过诊所，也没有转过行或换过工。

我记得他经常念叨说那时候的省中医院破破烂烂，人手少、设备简陋，整个医院包括清洁工人只有九个人：三个医生、两个伙计、几个护士。那时候医院还没有科室之分，因此，他除了拿刀做手术，什么病都要看。

到了70年代，他身体不好，每天只上半天班。那时医院设有特诊（专为高层干部看病），他就只负责特诊，没时间为百姓看病了。

姨父是在香港读书时跟姨妈（黄雁秋）认识。姨妈家极力反对他们恋爱，因为那时讲门当户对，虽然姨妈祖籍也是台山，但家里（我外公家）在海外做的是贵重药材生意，非常有钱。然而姨妈还是坚持跟姨父结婚，即便她知道姨父在乡下已经有了妻子，并生有一女。

姨妈和姨父结婚后，两个人感情一直很好。姨妈身体不好，一生都没正式从事什么职业，但是她念过很多书，有文化。那时，她是新潮女性，挺洋气的，所以在乡下跟家婆偶尔也有冲突。

姨妈有皮肤病，一直都没治好。有人开玩笑说姨父医术那么高明，医好了那么多的人，却没能够治好自己妻子的病。其实对此，姨父一直都在努力。那时龟是稀罕物，有钱也买不到，姨父听说吃龟能够治好皮肤病，不知道通过什么渠道，他把那只当时在广州文化公园展览的乌龟弄了回来。

到了后来，大太太陈凤娇也从乡下搬来了广州住，但她都是和女儿女婿他们一起住，没有和姨父他们在一起，只是偶尔像走亲戚那样过来看看，一直保持联系，每个月他都会给大太太寄去生活费。说实话，大太太陈凤娇虽然是农村妇女，但是脾气很好，看到姨父另外跟姨妈结婚，她也没闹。

姨父的一生都很平淡，没有经历过什么大起大落，休息的时候就去喝喝茶、看看粤剧。人很朴素，生活也简朴。他工作之后到去世都一直住医院宿舍三楼——一间只有20多平方米的单间。

这种平淡的生活一直伴随着他，即便在“文革”中。听说当时有人想要斗他，但是没有找到确切的材料证据，加上他是农民出身，家庭背景没问题，因此没有遭到批斗。他曾经跟我说，“文革”的时候他其实是很怕，为保护自己，他把以前留下来的古书、银元以及古董都亲手处理掉了，一点没剩。虽然蒙受了点损失，但人活下来就好。

姨妈的家人则多在香港或国外，婚后她就经常在香港、广州两地跑。到了“文革”时期，怕影响不好，就很少跟香港那边的家人联系了。姨父的日子虽然不算富裕，但没受过苦，也没挨过穷。他的工资在医院里算比较高的，每个月都有一百来块。

姨父很疼爱女儿，虽然没有和女儿住在一起，但供她读了很多书，而林爱娟后来在省委组织部工作，丈夫林坚是省委高干。1971年的时候，林爱娟患胃癌去世，才42岁。晚年丧女对姨父是个沉重的打击，在之后的几个月，姨父都没什么胃口吃东西，身体每况愈下。

不同意后代学医，工作时都只让学生跟着

1973年，我就过来和他们一起生活。我没有上过学，但姨父很疼我，我刚开始到广州的时候，什么都不懂，很多事情都是他手把手教我的，甚至教我怎么做家务。姨父比较内向，话也不多，跟他不熟悉的人会觉得他老人家特别严肃，我刚来广州那会儿也很怕他。

我本来是想要学医的，那时候医院开设有夜校，医院的领导就建议我去上学，以便传承姨父的医术。但是姨父却不同意，他死活不让自己的后代学医。

他做人很认真，认为对待医术，要么就别学，要学就一定要学得精，学得专。而且他认为学好医学是件很艰苦的事情，能做好一个医生也不是一件容易的事，因此反对后代走从医之路。

虽然姨父自己的后代没有学医的，但是他带过很多学生，包括刘茂才院长、谭荣益主任、张葵兰主任等。姨父生前常去高干区看病人，偶尔也会有北京的高层找他，林彪的儿子就曾经找过他看病，他工作的时候从来没有带我一起，但都让学生跟着。我只是常常看到有学生来家里找他，问他问题。

70年代中期，省中医院重建，本打算分一套三居室的房子给姨父的，当时装修期间，我还陪他去看了房子。但是还没搬进去，他就去世了，房子也分给了别人。

1980年，姨父去世后，医院给办了手续，大太太陈凤娇和姨妈两个人每个月都可以从省中医院领取生活费，他两位太太的生活得到了保障。

但姨父去世后，姨妈的身体变得更差。后面五年，医院给她开了一间病房，我陪她天天住在病房里，照顾她。那个时候，她会整天念叨着姨父。1985年，她也去了。

姨父留下的东西很少，在他那年代，不兴写论文那些东西，所以现在我手头上只有少数他上班开的药方、笔记。

如今，他带过的学生名气都比较大，都是“大人物”，但我只是图书馆小职员一个，跟他们并没有往来。

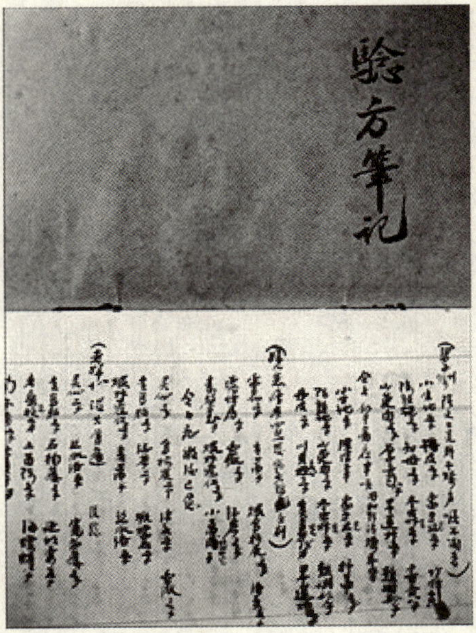

◆林夏泉行医笔记

弟子访谈

『谭荣益，生于1945年，1970年毕业于广州中医药大学，1979年任广东省中医院急诊科副主任医师，1989年调至内科门诊，任副主任医师。2005年退休，继续被省中医院返聘。1974—1975年，谭荣益曾跟随林夏泉学习，是跟随林夏泉时间比较长的弟子之一。林夏泉在医院里带过的学生很多长至一年，短到半年。现在，他们都已经成了省中医院的支柱人物。』

去世前一直上班

记者：林老先生最擅长哪个中医门类？

谭荣益：林老师对慢性疾病，比如慢性消化道、慢性支气管炎，都很有自己的一套治疗方法。老一辈的中医虽然在学术研究、论文发表，以及著书立说方面很少，但他们的临床经验很丰富。林老师就是其中一位。

记者：他有没有留下一些偏方？

谭荣益：在治疗风热感冒、癫痫方面，他都有自己的一些偏方。后来我们这

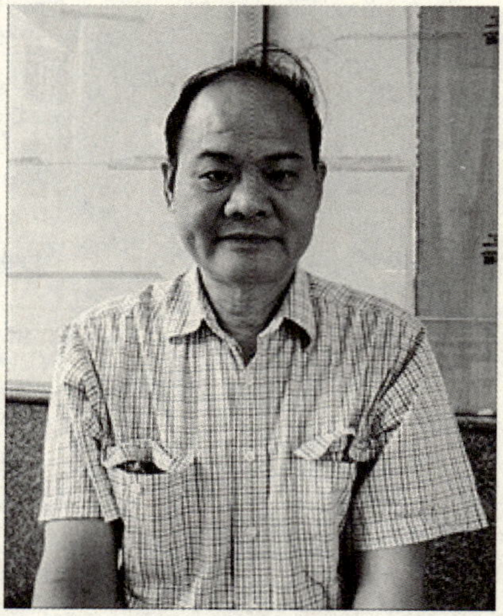

◆林夏泉的学生谭荣益

些学生也帮他总结过，写成论著。现在，省中医院研制的两个药品——青柴灵口服液和益脑安主要就是根据他的药方来的。

记者：你跟随他学习，他的工作状况是怎样？

谭荣益：1974年，他带我的时候，已经是比较有名的老中医了。可能也因为年纪比较大了，那时候他基本上只看处级以上的干部，当时很多省领导，比如省委书记王首道、广州军区第一政委韦国清等人都请他看病，还有很多外国贵宾。我记得林老师那时候跑得最多的是省委珠岛宾馆，还有从化疗养院。也许正因为这个，他结识了很多的高官达人，可以说，这对解决当时医院的经济问题起了很大作用。

记者：解决了医院哪些经济问题？

谭荣益：70年代，医院的条件差，地方也小，有时候甚至连工资都发不了。每遇此种状况，医院领导往往动员林老师出面，去找省委书记王首道，跟书记打个招呼，政府拨点钱，这样大家才有工资发。还有很多事情，我印象最深的是1973年医院拆建旧大楼，当时旁边有一棵100多年的老树，园林局不同意砍，不砍工程就不能进行，这事僵持了很久，后来医院也是通过林老师找省委，省委跟园林局交涉才给解决的。

记者：在你印象中，林老先生对待学生怎样？

谭荣益：“文革”后期，大部分知识分子还是很怕事的，说话做事都特别谨慎，林老师也不例外。在医院里，他是管业务方面的，大家称他为林院长。他为人处世都很低调、随意，平时话不多，更很少跟我们谈及他过去等私事。我们跟着他学习，他基本都不主动跟我们讲话的，只有当我们问他医学上的问题时，他才给我们讲解。

记者：听说他去世之前还一直在上班？

谭荣益：林院长去世之前还一直在上班，他的去世很突然，才70岁左右，也算比较年轻。其实他的身体一直都不是很好，主要有肺结核、慢性支气管炎、肺气肿等病，他抽烟抽得比较厉害。林老师勤勤恳恳在省中医院工作了一生，不管是在中医方面的研究发展或者是经济方面，都为省中医院做出了很大的贡献。在他们那一辈人的努力之后，省中医院才能发展至现在的规模。

家族简谱

林桂田，林夏泉之父，广东台山人，生卒年不详。起初随父在家乡务农，年轻时曾被贩卖出国做工，回乡之前在外国做点小生意。

林夏泉，广东省名老中医。生于1909年，祖籍广东台山，早年曾到香港读书，后毕业于广东中医药专科学校。毕业后，进省中医院工作，曾担任医院业务院长，在省中医院创建和发展中起关键作用。1980年因呼吸道疾病去世。

陈凤娇，林夏泉的大太太，祖籍广东台山。由父母包办嫁给林夏泉，并育爱女林爱娟，2003年去世。

黄雁秋，林夏泉第二任妻子，祖籍广东台山，家里在海外经营贵重药材生意。在香港与林夏泉相识，不顾家里反对下嫁林夏泉，一生跟随林夏泉左右，于1985年去世。

林爱娟，林夏泉与陈凤娇之女，生于1929年。林夏泉供其读书，后供职于广东省委组织部。1971年因胃癌去世，享年42岁。

家族逸事

说话让人听不懂

有一次，林夏泉去部队做医学报告。一开始，他说的是普通话，接下来说着说着就变成了广东话，后来变成了全是台山方言，台下没人听得懂，全望着林夏泉发呆。

医院筹款专家

70年代初，医院搞建设，缺乏资金。医院领导常让林夏泉去找政府部门发放建设资金，而林夏泉性格内向，不懂公关。同事就说："林院长，你去就得啦，不用出声！"在他们眼里，只要林夏泉出面，就算他不出声，政府领导都会给面子。

（采写：陈坚盈）

王威家族

忆当年『砍柴郎』巧遇奇中医

现如今『草果二』胸怀遗后世

历史的枢纽

“草果二”：最市井的绰号给了最深刻的记忆

新中国成立前，西关街头流传着一个关于“草果二”的故事：一个叫“草果二”的老婆婆，常担着一担草药在街上卖，人们有什么不舒服，就找到她，说明病情，她就会从草药中选出一些，让病人回家煎服，效果神奇。

实际上，“草果二”不是故事所指的某个具体的人，而是广州市民对一个中医世家的独特称谓。

20世纪初，因生活贫困，花县人王照南来到广州谋生，在西华路一带做搬运工，他常上山砍柴，挑到集市上去卖。因缘际会，王照南遇到了一位草药中医，这位中医不仅教会了王照南辨认草药、用药，还亲自指点他给人看病。

多年以后，王照南和妻子用甘草等中草药和橄榄混在一起，制成甘草榄等凉果，在西关售卖。这就是“草果二”在西关街头卖凉果的故事。因王照南妻子排行第二，当时人们把王照南夫妇称为“草果二”。

20世纪的前30年，由于当时卫生条件奇差，市民皮肤易遭细菌感染，长疮流脓，而擅长医治疮疡外科杂症的王照南面对种种恶臭，为人解除病痛，很快就名扬四乡。

到了20世纪30年代，王照南患了青光眼，目不能视物，夫妻俩便回到花县养老。而从小跟着王照南上山砍柴、采药的儿子王威继承了“草果二”的名号，他在西华路自己家中开办了“草果二”王威诊所，狭小的客厅里，病人很多，即便到了中午时分，还是没有时间做饭。

“躬自厚而薄责于人”，这是王威所持的为人处世原则。对于病者，不论其地位高低贵贱、家境贫裕、关系亲疏，均一视同仁。一些患者在找到王威看病后，没有回家的路费，王威知道

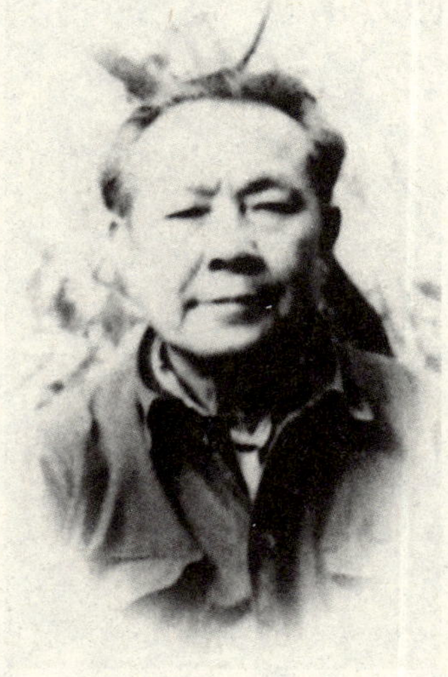

◆“草果二”王威

后，不但不收诊金、药费，还解囊相助。有时，有些病人乘小船从珠三角各水乡来到王威的住处，往往已半夜三更，但王威都是热情接待，从不拒人于门外。很快，王威和他父母一样，成了一位闻名四乡的中医。

在王威的7个子女中，也有不少行医的。儿子王定远曾在一卫生院行医，20多年前移居巴拿马，据说已转而经商了。女儿王艳珠则一直从事内儿科治疗，她有丰富的诊疗经验，对不少疑难杂病有自己独特的良方。

虽然王艳珠没有全部继承父亲在外科方面的医术秘方，但耳濡目染也学会了不少。常有患带状疱疹的病人找到王艳珠，她就开一张药方，让病人自己去拿药。王艳珠说，父母对自己的影响主要在用药上，“便宜一点，不一定要用好药。药不分贵贱，能治好病就好”。有时候，病人开玩笑地对王艳珠说，“王医生，我的挂号费还贵过你的药费呢。”

如今的王艳珠已经退休，但每周还会在荔湾区第二人民医院和西关国医馆坐诊。为了让中医药事业后继有人，荔湾区卫生局和荔湾区第二人民医院让年轻的主治医师邓建华拜王艳珠为师，学习其宝贵的中医理论和诊疗经验。现在，邓建华的中医诊疗技术得到很大提高。

王艳珠说，在她刚当医生那阵子，父亲王威就告诫她：“你一定要记住，不管是什么病人，你的对象是治病，你要把他当作自己人，做医生好不好不是你自

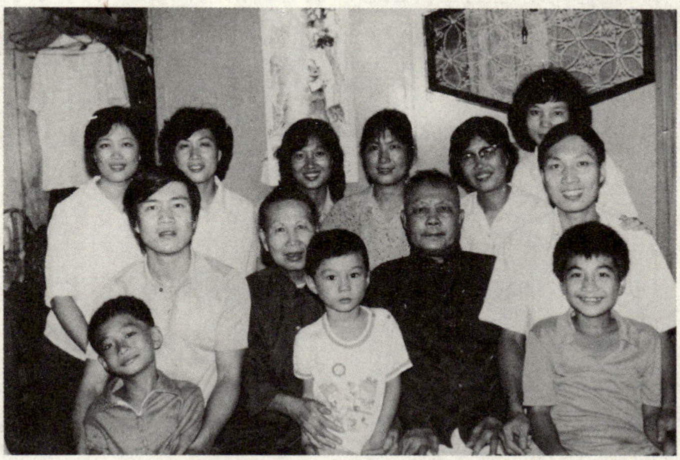

◆王威全家福（摄于20世纪80年代初）

己说的，而是病人和群众说了算的。”诚挚朴实的几句话，成为了一个中医世家行医用药的准则，这样的家训，折射出的是一个中医世家宽广的济世胸怀。

后世访谈

『王艳珠，王威之女，1945年生，主治中医师，擅长内儿科。曾长期在荔湾区第二人民医院工作，现退休返聘，继续在荔湾区第二人民医院和西关国医馆坐诊。王艳珠擅长治疗外感热病、慢性支气管炎、胃病、高血压、水痘等。2000年，荔湾区政府授予王艳珠“荔湾区名中医”称号。』

祖父祖母并称“草果二”

记者：你爷爷王照南的医术是跟谁学的？

王艳珠：我们祖辈是住花县，因为家里较穷，我爷爷来到广州打散工，做一些搬运之类的活。爷爷也常去白云山砍柴。听爸爸讲，他小时候就常跟爷爷上山砍柴。砍柴的时候，爷爷认识了一位老草药医生，这位中医就教爷爷如何辨认草药，什么药治什么病。爷爷记性很好，他就记住了。慢慢地，爷爷也自己开始看病，那位中医也过来看着爷爷，并给一些指导。后来，爷爷就能自己独立看病了。爷爷慢慢在实践中摸索，他也看了《黄帝内经》《本草纲目》等一些中医的书，把老师讲过的、自己总结的看病的经验方法专门抄写下来，留给我们一箱子这种手抄书，可惜在“文革”期间被我妈妈烧掉了。

记者：“草果二”这个称号是怎么来的？

王艳珠：我爷爷刚开始看病的时候，是一边看病，一边打散工。他把中草药的有关知识用在制作凉果上，把橄榄、山楂、甘草等放在一起熬，然后晒干，做成一个一个青榄、甘草榄之类的凉果，不但清香爽口，还有清热润喉的作用。买凉果的人就叫我爷爷“草果佬”。我奶奶罗坤元，在家里排行第二，和爷爷一起卖凉果，因为她人缘好，别人都叫她二婶，叫我爷爷二叔。后来人们就叫我爷爷奶奶为“草果二”。

当时，奶奶也会看病，不过她没有文化，都是凭经验。一开始爷爷看病时，都是自己去白云山、帽峰山采药，回来把一部分药材制成凉果，后来看病的人多了，就不上山采药了，去药粉店买。那时，我们家里生活很艰难，父亲很小就跟爷爷上山采药，当童工，做各种事情，很辛苦。

记者：你印象中的爷爷是什么样子？

王艳珠：我们都叫他老好人，没脾气，街坊邻居找他看病，他很耐心，有时会说找我爸爸。1938年，日本人炸掉海珠桥，那一年我爷爷回到老家花县，当时他已经患了青光眼，看不见了。20世纪60年代初期我爷爷过世，活了80多岁。在乡下看不见什么，他就念一些佛经打发时光。

记者：你爷爷留下了一些书？

王艳珠：那是他平时积累抄写的治疗秘方、医案经验，写在草纸上，用线订好的。爷爷的字写得也很好。听爸爸说，我爷爷深度近视，戴的眼镜很厚的，晚上爷爷就写东西、抄书，可能是把眼睛累坏了。老中医给他的书，他就抄下来了，都是他的心血。很可惜，“文革”期间破四旧，我妈妈担心这些旧书会引来麻烦，于是没有和爸爸商量就烧了。后来，我爸爸找这些书才知道被烧掉了。爸爸说：“这些书很好的，很多在临床上都是很好的，很可惜。你妈妈没文化就烧了。我爷爷还在书上画了图。”

记者：你小时候看过那些书吗？

王艳珠：我小时候根本不关心那些书的。

要把病人当自己人

记者：当年你爸妈就在家里看病？

王艳珠：我们家在西华路彩虹桥新华里15号。1934年爸爸开设“草果二”王威诊所。我们家总共才39平方米大，就在厅里开诊所，很小的地方，而且在小巷最里面。爸妈看病很忙，每天有100多病人。中午都没时间做饭，给我零钱，自己去外面吃。1毛钱可以买5条猪肠粉，用酱油一捞，就这样吃。

记者：晚饭怎么办？

王艳珠：我们晚上八九点才吃饭，晚上爸妈下班后，赶紧去菜市场买点菜回来做。病人什么时候来就什么时候看病。有时半夜有人敲门，住番禺的病人坐船趁涨潮时来看病，看完赶紧走。所以我那时不想当医生。

记者：你爸和谁来往比较多？

王艳珠：和钟玉池、古淑庄、杜蔚文、罗广荫、何汝湛、吴粤昌等人，他们常聊天。我爸爸喜欢抽烟，没有其他爱好，一直很忙，也没有时间带我们出去玩。记得有一次，我央求爸爸带我和弟弟去河南玩，爸爸说，河南有什么好玩，房子和河北的还不一样。我记得上小学四年级时，爸爸带我们去过一次海幢公园，这好像是唯一一次带我们出去玩。

记者：什么时候你跟爸爸学医的？

王艳珠：我上中学的时候，我爸爸就叫我写单，说中学生没用，你要学习看病，我就给他抄处方单写单。后来搞联合诊所的时候，家里就不做诊所了，病人来了就给开单子，让他去买药，我爸爸让我写，然后去外面拿药。后来爸爸说，你要学习看病，不是治别人，而是要会给自己看。我说，以后再说。后来荔湾区开了中医班，专门教中医的子弟。有关领导问我父亲，王医生你有没有子女来学习啊？他说自己有个女儿，就替我报了名。我心里还不情愿，说你给我报名可以，但我不干你这外科杂症，太脏了。我爸爸说，你不干可以，那就学内科吧。我比较喜欢内科儿科。后来，荔湾区为了抢救老中医的医术，让我跟着爸爸学了一年。

在那一年，下班后，我从头洗到脚，那个药粉味道很大的。我说，以后打死也不干了，太脏了。后来，卫生局把我弟弟王定远从农村中召回来，跟我父亲学习中医。

记者：其他孩子不学吗？他们在做什么呢？

王艳珠：我姐姐在林业厅做统计工作。我妹妹在道路公司，后来去了照相馆。我二妹在珠江航道局工作。我小妹在巴拿马。

记者：当时你妈妈也看病？

王艳珠：我妈妈也看病，但是她不认字，就让我写处方单。我很佩服我妈妈，她知道什么药治什么病，她记忆力强，变通也好，经验也好。比如我妈看病比较细心，湿疹病发炎的时候，皮肤肿得比较胖的，药要加重一点，我爸爸就按老规矩，用药小一点，效果就没有那么好。他们晚上经常讨论的，那个病人如何，用药如何。有时我爸爸看书，对妈妈说，你想得真周到。我做了医生才体会到，互相交流很重要。

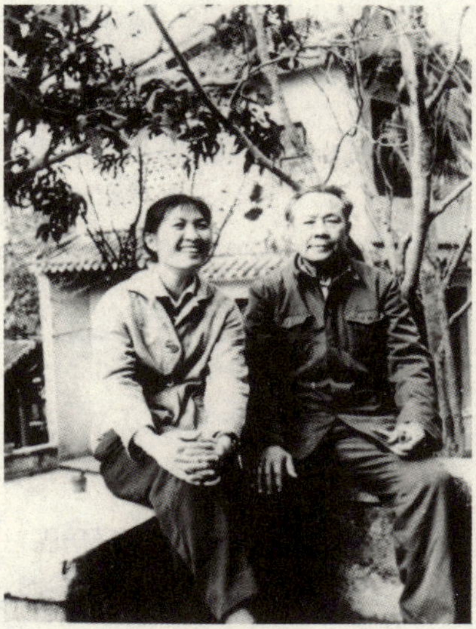

◆王艳珠与父亲王威

记者：你爸爸有没有给你讲过如何当医生？

王艳珠：他主要讲要熟悉病情有什么特点，是如何引起的，了解病因才能下药。内科、外科都是这样，要吃透这个病。当我做医生的时候，爸爸说，你一定要记住，不管是什么病人，你的对象是治病，你一定要把他当作自己人，一定要体贴病人，要有医德，不能乱来。你做医生好不好，不是自己说的，而是病人群众说的。

记者：找你爸爸看病的人都是什么人？

王艳珠：一般四乡的人比较多，比如番禺、黄埔的人等，还有来自香港、澳门、新加坡的，由病人家属带着来看的。以前有香港的病人对我说，我小时候啊，你爸爸给我看病的，那时你很小的。还有个病人给我讲了父亲的很多事情。他说我爸爸人很好的，别人没钱了，会贴车费给别人。这个我父亲没有讲过。

记者：你爸爸的药方传给你了吗？

王艳珠：我没有干，我小弟会。

记者：草药能辨认吗？

王艳珠：我不用辨认草药，自己也不太喜欢。“文革”时要采草药，当时我正怀孕，没有上山，我爸爸给我讲，我说不喜欢听。

记者：听说你父亲带了两个徒弟？

王艳珠：是有两个人跟父亲学过，但不能算正式的徒弟。一个男徒弟跟我爸爸学习过，上的是学徒班，卫生部门对学员要求很严格。好像是这个徒弟在班上谈恋爱，领导劝他退学了。还有一个女的，帮我爸爸挂号，后来说是我爸爸的女儿、媳妇。爸爸死后，某卫生院把她扶起来，打着我爸爸的旗号。我后来找到卫生局说，我爸爸没有这样的徒弟。实际上这两个都不是正式的徒弟。曾经有病人讲给我爸爸听这个学生的事情，他说，这样的徒弟我不要，败坏我名声。这是我听别人说的，我爸爸在家里没说。

药不一定要贵，能治好病就好

记者：你觉得你爸爸治病的特色在哪里？

王艳珠：他用药的特点就是少花钱、治好病，先用便宜药，治好就好，治不好的就用好点的药，比如犀角等。中草药比较便宜。那时看一次只要五毛钱、三毛钱，后来一块钱。治疗带状疱疹就要用大黄花粉、芙蓉粉、银花粉、黄连粉、薄荷粉等混合在一起，然后用浓茶做成薄饼一样，放在油纸上，敷在伤口处。生蛆了可以用陈醋开药，他用最简单的方法治病，如用白醋、白开水治疗皮肤病，当时卫生条件不好，患皮肤病的人很多，涂药很辛苦，如醋、大黄，把药粉打开，味道很大。

这个影响到我，药不一定要贵，能治好病就好。有时候病人的父母说，王医生，我的挂号费还贵过你的药费呢。

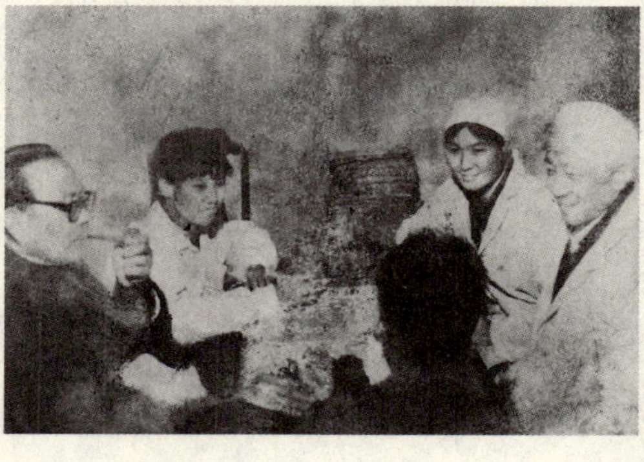

◆王威（左一）在带教

记者：每天找你爸爸看病的人多吗？

王艳珠：多。爸爸很开朗的，也不会抱怨。后来我当医生了，说干这行很辛苦，他说，有什么辛苦的，我一边看病还要一边抓药，你拿一支笔还辛苦？！他体格比较健壮，生活也比较节俭，上班一般只穿木屐，很随便，如果去开会，见什么人的时候，就会穿得正式一点。

记者：你爸爸看病赚钱多不多？

王艳珠：不多。他比较俭省，积攒了一点黄金和白银，打算为以后养老做储备。1970年，“一打三反”运动（打击反革命破坏活动和反对贪污盗窃、投机倒把、铺张浪费）的时候，我爸爸被扣以搞私藏之名送进了学习班，在里面吃不好、睡不好。经过审问，我爸爸承认了自己藏有黄金白银，随后就去我们家抄家，没收了105两黄金和白银，说是上交国库。爸爸在学习班待了10余天，出来后脸都浮肿了，很惨的样子。两个月后，区里还举办了“一打三反”成果展览。此事对我爸爸打击很大，他想不通，身体一落千丈。1974年落实政策，按照有关文件，以90元一两的价格进行补偿，本来应补偿我们家1.1万多元，但后来被扣除私诊费2600多元，最后只给了我们8600元。

记者：当时爸爸有没有在别的事情上教导过你们？

王艳珠：我爸爸很简单的，说死后要火葬，你妈要土葬，她最怕烧。我爸爸过世后100天妈妈也去了，他们感情很好。

家族简谱

王照南，广东花县人，20世纪60年代初期过世，享年80多岁。擅长中医疮疡外科杂症，名闻四乡，因用草药、橄榄等制作凉果卖，被人们称为“草果二”。

王威（1909—1986），王照南之子，继承王照南的医术。1934年，在西华路开办了“草果二”王威诊所，后一直在荔湾区担任医生。王威注重临床实践，认为“熟读王叔和，不如临症多”；用药审慎，力求“简、廉”；医术精湛，1979年被评为广州市名老中医。

王艳珠，王威之女，1945年生，长期在荔湾区第二人民医院工作，现已退休返聘。擅长内儿科、慢性支气管炎、胃病、高血压、水痘等。2000年，被荔湾区政府授予“荔湾区名中医”称号。

家族逸事

医技免去病人截肢之苦

一位新加坡华侨患了“鹤膝疽”，到处求医，当地医院认为，要截肢才有希望。这位华侨不忍就此失去双腿，他抱着一试的心情找到王威，王威仔细察看后，采用药疗与食疗相结合的方法治愈了他的病，免除了他的截肢之苦。

医德侠义心胸轻钱财

有一中年男子背上长了个大疮，为治病花尽家财，背上的疮反而越来越大。患者家属听说“草果二”能医各种奇难杂症，于是把家中唯一值钱的猪卖掉，把患者送到“草果二”家中。

王威揭开患者染满脓血的衣服，背上露出一个碗口大的脓疮，血液外流，臭味难闻，里面还有白色小虫。王威先点燃一把香，靠近患者背部，把小虫熏出，后不避恶臭，为病人洗伤口敷药膏。病人家属要付钱，王威坚决不收，还叮嘱家属给病人买些营养品补身。

（采写：宋金绪）

杨志仁家族

久病成医巨商初萌华佗志

衣钵相传三代不改济世心

历史的枢纽

儒商设计出的中医世家

广州已故的名老中医杨志仁能走上医学之路，与其父亲杨梅宾的指引分不开。

中国人有句老话，叫“久病成医”，杨梅宾因患喉疾而成为善治喉疾的能手，但令他更广为人知的，并不是医术，而是他的身家，他曾在广州十三行开办过“宝华银号”，创办过海珠戏院、中山酒店和合德银行，是晚清民初广州有名的大商人。出生于这样的富贵之家，杨志仁的从医道路，一开始就显得与其他人有点不一样。

杨志仁医学事业的设计者——杨梅宾，表现出了超前的远见与思想，他知道西医的好处，希望自己的儿子能成为一个兼通中西医学的医生，并为此不遗余力地做了安排：既在家塾读四书五经，又送往香港拔萃英文书院读书；既在家自学中医又进入中医专门学校学习，还提供杨志仁临床实习的机会。而在此前，杨梅宾也为他的五女儿杨漪云、八女儿杨希白等，做了类似的设计。

早年，杨志仁做医生并不顺利，父亲杨梅宾于1932年因金融风暴而破产，两年之后去世，加上战乱，被生活所迫的他曾辗转多地，也从事过其他行业，但在这期间杨志仁对医学的兴趣和钻研却从未中断。一位先哲说：“医学是一门科学，但要成为一名医术高超的大夫却是一门艺术。”长期的努力，使杨志仁对内科、儿科、妇科、五官科都有较高造诣，尤其精通喉科。

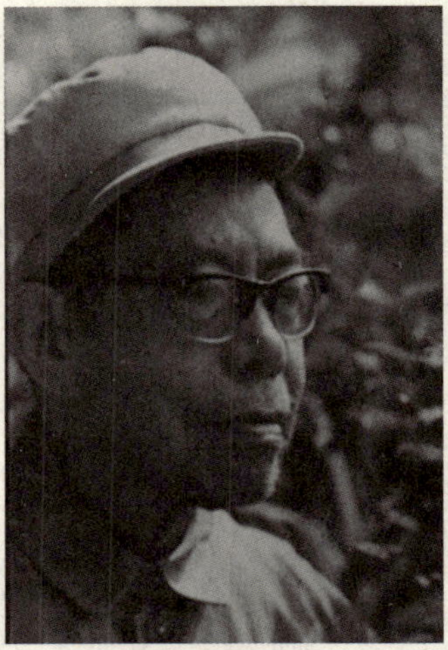
◆杨志仁

1960年，杨志仁主编了第一本大学教材《中医喉科学》，成为国内中医喉科的元老级人物，而广州中医耳鼻喉科学术水平在国内处于领先地位也就从此由他奠定。

除了医术、医德广为传诵外，在其他领域，杨志仁也有着不俗的表现：他的书法不错，字体工整秀丽；他学习了多种外语。通晓英语，学过日文，也略懂拉丁语等，又曾向西医黎尚权医师学习德文，在桂林时还前往俄语专门学校学习俄文；同时他的普通话也说得不错，这在当时的广州人群里，是相当少有的。

杨志仁的父亲杨梅宾算得上是个儒商，他对书的兴趣也深深地影响到杨志仁。杨志仁所看的书包括中外政治、经济等方面，涉猎甚广。

父辈的经验、阅历与执着，总会在下一代人身上留下烙印，得以传承。杨志仁从医受父亲影响颇深，而杨志仁的女儿杨启琪最擅长的也正是耳鼻喉科。在学术的传承上，她无愧地接上了父亲的班。

后世访谈

『杨启琪，杨志仁之女，1948年出生，广州中医药大学副教授，副主任医师，家传中医喉科，工作单位为广州中医药大学第一附属医院耳鼻喉科。』

祖父久病成医善治喉疾

记者：杨家行医是祖传的吗？

杨启琪：我爷爷杨梅宾是南海叠滘乡潭头村人，约于1862年出生。他的父亲杨柱是农民，家境清贫。爷爷青年时做装裱字画工作，多年努力积蓄了一些钱，用于做古玩字画生意，生意越来越大，曾开过火柴厂，约1920年涉足金融业，在广州十三行开办“宝华银号”，几年后创办海珠戏院、中山酒店（长堤）和合德银行（和平东路）。

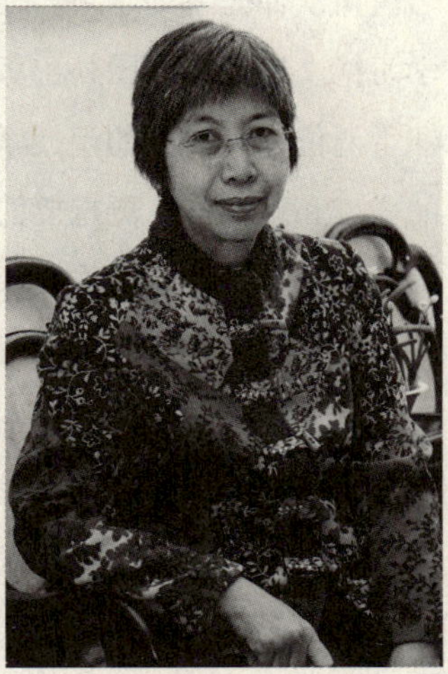
◆杨志仁之女杨启琪

我们这个家族比较大，爷爷先后娶了元配、妾侍共7人，生了13个儿子和21个女儿，我父亲排行儿子第二。那时候家里开设私塾，爷爷请了有名的秀才麦秀岐先生来给他的子女上课，读四书五经，写毛笔字，各个儿子都配有书童。我父亲的字写得最好，常被老师打上红圆圈，爷爷便赏之货币大洋，我父亲是得到最多奖励的一个。

爷爷虽然身为商人，但是他因常患喉病而喜欢看医书，并与当时的名医往来，同时向佛山喉科专家柯师母学医，得其真传，以善治喉科病著名。他为人治病赠医施药，但从来不收酬礼也没有挂医生招牌。

父亲博采众长锲而不舍终成大器

记者：你父亲是跟你爷爷学的医吗？

杨启琪：爷爷希望父亲学医。爷爷当时认识到，有些病用西医的方法治疗，效果会更好，因此希望我父亲能成为一个兼通中西医学的医生。上世纪20年代，父亲因用功过度，得了神经衰弱和肺结核病，停学休养调理身体并学习中医。

1929年父亲到合德银行任会计员，工作之余就钻研医学，当时每天都有些病者来找爷爷诊治，以喉科病为最多，父亲便在爷爷的指导下开始临床实习。到1932年的时候，父亲进入了广东中医药专门学校学习，一年之后考取了广州市卫生局的中医师证书。

1934年3月起，父亲与他两个毕业于中山大学医学院（学西医）的姐姐——五姐杨漪云、八姐杨希白合作在广州第十甫路开设曦云医务所，执业中医，也因此对西医的知识有了进一步的积累。同时，为求中医学术的深造，父亲又在广州名医谭次仲先生处学习，还在广州日文专修馆夜班学习日文和向西医黎尚权医师学习德文以便参考国外出版的医学著作。1935年，父亲参加上海名医恽铁樵、陆渊雷两位先生所办的函授学校，继续研究中医。我父亲能够学有所成，除了爷爷的安排和指导外，更重要的是他自己锲而不舍的努力。

记者：抗战期间你父亲在广州吗？

杨启琪：1938年秋，日军攻占广州，父亲逃难香港，白天在九龙油麻地佐敦道42号挂牌行医，夜间在撤退至香港的广州大学英文系工作，并应香港保元中医学校校长谭次仲之聘到该校讲课。1941年，香港名医卢觉愚先生在其寓所讲学（他曾任香港东华医院中医长，学识经验均十分丰富），父亲参加他办的夜班听课。日军侵占香港后，父亲辗转曲江、桂林、梧州等地行医，直到1944年夏才回到广州。当时我姑姑杨漪云在宝源医院任医生，父亲就在该院协理医务工作。

记者：新中国成立后你父亲的情况如何？

杨启琪：新中国成立后父亲在广州开业行医，1951年10月他担任了广东中医药专门学校中医内科和外文教师以及广东省中医进修学校《内经》和内科学教师，还担任广东省中医院医务处代主任、住院部主任等职。1959年兼任广州中医学院喉科教师，他结合临床实践，对历代中医喉科医著进行研究，把历代繁杂的喉科病名整理归类，独力写成新中国成立后第一本全国中医学院使用的喉科教材《中医喉科学》，第二版教材《中医喉科学讲义》重订本他也任主编。

1962年广州中医学院创建眼喉科教研组，杨志仁任主任，并任广州中医学院院务委员会委员，兼广东省中医院喉科主任，同年他成为了第一批接收徒弟的广东省名老中医，在拜师大会上收谭祖辉医生为徒弟。1978年他再次获得“广东省名老中医”称号，到了1981年，被确认耳鼻喉科副教授职称。

细致辨证，善用“心药”，公而忘私

记者：在你的印象中，你父亲为病人看病有什么特点？

杨启琪：父亲是个很有耐心的人，诊病细心是他的特点。父亲一直强调，有些病不是光靠一张处方就能治好的，医生不但要有开药方的本领，还有责任指导病人调整心理、安排作息和避免一切不利因素的影响，才算是完全负责。他说，与病人交谈是医生治病的手段，成功的谈话对疾病的诊断和治疗都至关重要。他有时看一个病人要花上半个小时，方方面面都会问到，因为在父亲的眼里，有些看似无关紧要的话，对分析病情却很有帮助。父亲对每个病人的病历都写得很认真，特别工整、详细，除了一般的记录外，还记载有发病诱因、饮食习惯、生活嗜好、作息安排、性情脾气思想以及服药的反应等等，他认为这样有助于辨证求因和审因论治，也有助于对疑难复杂病例的反复深入思考。开了处方以后，父亲还对病人的生活、饮食、锻炼等各方面一一指导，这就是经常有疑难的病例到他手上就得以解决的原因。有些病人来看病时往往心情不好，但经我父亲诊完后，都是充满信心地离开。

记者：你父亲的脾气怎样？

杨启琪：父亲很善良，从来没发过脾气，也没有大声责骂别人。有的病人没钱，他还掏钱给别人治病。我记得父亲听说佛山有个老先生梁仁声有可以治癫痫

病的方子，就专门登门求教。老先生是一个很好的人，是铁路工人，参加过广州起义，他很大方地把秘方给了我父亲，父亲又把方子给了医院，制药用于临床。有一个病人很穷，平常生活都不太好，吃过药之后觉得有效果，但没钱可以继续买药吃，父亲就自己掏钱送药给她，不要她的任何报酬。那位病人后来情况好了很多，还登门拜访道谢，“文化大革命”后才和我们中断了联系。

还有一个朋友介绍来的病人，住得离我家比较近的，工作太忙没办法煮中药喝，我父亲便叫我母亲煮好中药送到这个朋友家，直到他的病好。到现在已经几十年过去了，这位朋友还念念不忘此事。

记者：与你父亲同一时代也有很多著名的医生，你父亲与他们之间的交往如何？

杨启琪：据我所知，父亲与广东省著名的中医罗元恺、梁乃津是同事，与邓铁涛、关汝耀、李藻云等是同班同学，也是中医大学的同事，彼此间的关系不错，无论工作、生活甚至家庭有困难时都会互相支持。记得以前梁乃津担任省中医院院长，我父亲和林夏泉任医务主任，三人配合主持工作近十年，医院从未发生较大医疗事故，实属难得。我还记得父亲有个同事去外地学习时间较长，他家里的家务活缺人手，父亲就把自家的保姆送到同事的家里帮忙。

记者：你父亲在工作上这么细心，他在家里对你们也是这样吗？

杨启琪：记得我小时候，父亲为了及时处理繁忙的工作，住在省中医院的宿舍里，只有假日才回家，家里的事情他也很少管，就算我们生病了，他几乎都不知道，大多数时候，家务都是由妈妈担起来。在我印象中，父亲是一个勤奋好学分秒必争的人，他连吃饭都在看书，在家吃饭并不跟我们一张桌子的，他是在卧室里面一边吃饭一边看书，看得津津有味。他在公交车站等车的几分钟里，也会掏出书来看上一会儿。甚至每逢大年初一他也在学习，要把中医学的歌诀复习诵读一遍，简直就是“书迷”一个。父亲曾摘抄过一段话“失败的人每天浪费两小时，成功的人从不放过一分钟”，直到现在这句话仍然深深印在我心里。父亲的工资不多，大多花在买书上，毫不吝啬。父亲看的书很广泛，许多学科都感兴趣。他回家路上经过书店，就会钻进去站很久，看书买书，以至于跟营业员都熟悉成为朋友了。他很忙，跟我们说话的机会不多，但关键问题一定会说清楚和严格要求。

反对单纯药物观点，推崇中医健身养生

记者：据说你父亲有独门的养生秘方？

杨启琪：父亲极力推行中医养生方法。因为他母亲患有哮喘病，体质遗传以致他和姐姐都有这个病，他是母亲最迟生的小孩，先天更差，自幼多病；新中国成立以前为衣食奔波，生活颠沛流离，新中国成立后他又过分尽力工作，但他坚持做“八段锦”和静功与疾病抗争，以体弱之躯活到78岁而且还坚持工作，很多人都说不容易了。父亲也常常嘱咐我们，要把身体锻炼好。记得我下乡当知青后进入中医大学学习，一下从体力劳动转到脑力劳动适应不过来，晚上睡不着很难受，吃中药也没有效，于是父亲叫我学太极拳，果然解决问题。后来父亲又让我星期天早上到广州文化公园跟李佩弦老师（广州市武术总裁判）学习健身，坚持了几年。

记者：听说你父亲曾力荐这位李佩弦老师到广州中医学院任教？

杨启琪：是的。父亲十分注重中国传统体育方法，认为其比西方的运动方法更有特色，更有医学价值。他认为对于慢性病要讲究综合治理，反对单纯药物治疗观点，特别强调体育锻炼。他多次指出，中国传统的体育方法在防治疾病方面有独到的功效，因此力荐武术气功专家李佩弦老师到广州中医学院任教，使中医学生都能掌握中国传统体育方法；又曾多次在学校的各种会议上提议搜罗气功等方面的人才，争取早日开设气功专业以发挥中医优势。在50年代，为推广气功治病，父亲曾到省卫生厅举办的气功训练班讲课，在广东省中医院开设富有中医特色的气功室。记得当时演员林兆明患了肺结核、早期肝硬化等多种慢性病，父亲

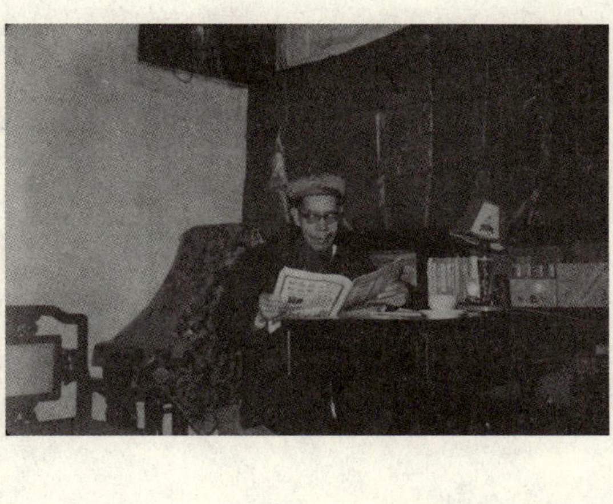

◆杨志仁喜爱看书

顶住种种压力坚持让他全休三个月，一面用中药调治，一面指导他练习气功。他终于恢复了健康，长期活跃在舞台上，取得很大成就。

女儿下乡当知青，学中医终有所成

记者：想必你选择从医，一定是受父亲的影响了，能谈谈你的经历吗？

杨启琪：小时候母亲带领我背诵唐诗、医学三字经和汤头歌诀，那时候只知背诵，不求甚解。我1968年高中毕业后下乡当知青，我跟父亲说，我下乡耕田没法上大学，但总不能没文化知识，总得要学点什么吧。父亲回答：现在你能够自学的就只能是中医。那时候中医后继乏人，农民缺医少药，需要“赤脚医生”，我就从家里带了些医书，每晚有空就点着小煤油灯学习（因为经常没有供电）。后来有机会参加当地的“赤脚医生”培训，开始了医学实践，还利用休假时间到著名儿科中医梁淑仪医师处见习。1972年，我被广东省政府选拔到广州中医大学去深造接父亲的班；1975年毕业后在中医大学第一附院工作，跟随父亲临证十年直到1986年父亲病重去世。父亲每个星期到医院门诊两次，我帮他写病历抄处方。那时父亲年纪已经很大了，视力很差，他把对问题思考的思路告诉我，又把平常积累的资料搬出来，资料里有他打上的红杠杠标记和学习心得，由我帮他整理成文。他的大部分医案、论文都是这段时间由我协助他完成的，共约有二十万字。

在三十多年的中医临床、教学和科研工作中我除了继承父亲的医德、经验之外，还博采众家之长，努力于融会运用针、灸、药、气功和调养的方法，力求用最少的代价去取得最佳的疗效。我参加过《中国现代名中医医案精华》《眼科与耳鼻喉科专病中医临床诊治》等书籍的编着和《中医五官科学》《中医五官科学基础》《中医五官科医籍选》等教材的编写工作，并曾发表论文、医案等论著若干。

记者：你的父亲算不算是你的偶像？

杨启琪：在医学方面，我很崇拜父亲，他见识广，肯思考，有创新精神。父亲摘录恩格斯的一段话“一个民族想要站在科学的最高峰，就一刻也不能没有理论思维”，还有爱因斯坦的“想象力比知识更重要，因为知识是有限的，而想象力概括着世界的一切，推动着进步，并且是知识进化的源泉”，这两段话至今还压在我书桌玻璃板下面，每逢想起这些名言，就会对临证中碰到的问题浮现出一点学术灵感。父亲说过，针灸、气功、中药，是中医的三件宝，是中医治病的重

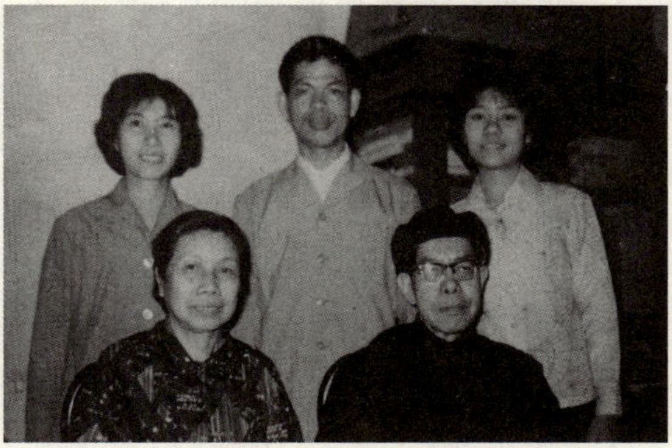

◆杨志仁夫妇与女儿、女婿

要手段，缺一不可。因为各种的原因，每个人的实践是有限的，但是我尽自己所能朝父亲指引的方向努力，力求全面运用以造福众生。

记者：你父亲的兄弟姐妹众多，家族中从医的人应该很多吧？现在家族中其他人的情况如何？大家还联系吗？

杨启琪：爷爷的子女及孙辈从事与医学相关工作的人数不少，夸张点说，在20世纪60年代，我们家族从医的人聚起来可以开个大诊所。我父亲的兄弟姐妹几十人现在仍健在的已经不多了，健在的也都七老八十了，后辈们虽分居大陆、台湾、香港和海外，也常有来往互通信息，交流医学心得。

家族逸事

杨氏改良疏风清热汤

杨志仁善于总结前人的经验和自己的临床实践，整理出不少验方。有一首名为“疏风清热汤”的验方，原是他父亲所从师的佛山喉科世医柯师母所传授，原方有14味药，包括金银花、连翘、牛蒡子、赤芍药、荆介、防风、桑白皮、桔梗、花粉、当归尾、玄参、川芎、白芷、甘草，辛温辛凉药并用，集疏风清热活血消肿于一方。杨志仁在实践中体会到南方人的喉病，以热证与阴虚者较多，故舍去当归尾、川芎、白芷三味，加入黄芩、淅贝母，使适应症更广，疗效更高。

胸腹按摩的妙用

杨志仁重视心理治疗与体育疗法。他认为，胸腹是脏腑的所在地，微循环是人体的“第二心脏”，因此不能小看胸腹按摩的作用，经常按摩胸腹能够改善脏腑的微循环，从而使阴阳的调节平衡，与其他运动方式相比，往往有事半功倍的疗效。

有一次，一位女青年患复发性口疮两年，经治不愈。在杨志仁的指导下，她停止用药后每天自行胸腹按摩，两个月后口疮彻底治愈。

（采写：刘毓）

甄梦初家族

医学世家传四代

父子病倒行医时

历史的枢纽

治病于所到之处，救人于所活之时

生活在解放路一带、上了年纪的老广州大概还记得，新中国成立初期，这里的甄家医馆，名声显赫，口碑很好，医馆主人叫甄梦初。如今，作为广东省第一批名老中医，甄梦初的名字并不为大多人所熟悉了，就算知道的，也只略知一二。其实，要讲述甄梦初的行医之路，还须从其父亲甄显松这一代说起。

甄显松，开平新昌人。年轻时做过医药生意，也曾经漂洋过海，到美国做医药生意。根据甄家后人讲述，甄显松对医学并不内行，是甄梦初的母亲李瑞琴略通医道，从娘家把医术带到了甄家。

可以说，到了甄梦初这一代，甄家才算走上了专业从医之路。用甄家后人的话来说，李瑞琴也只是业余医生，大多时候，看病只是尽一个乡亲的热心，家里并没有开诊所。甄梦初从小在家里得到母亲的言传身教，便对医学产生了兴趣，开始涉猎一些简单的医学入门典籍。随着医学知识的积累，对医道渐有所悟，医学志趣越浓，自此确立了悬壶济世的志向。

虽然母亲只是擅长手法整复，但对他的影响至深。加上自己后来读书勤奋，接受了学校正规医学教育，在医学界中，很快就小有名气。甄梦初在广东中医专

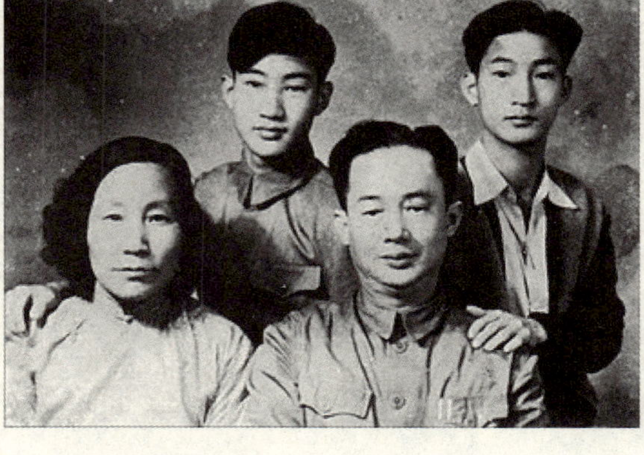

◆甄梦初夫妇与儿子

门学校还没毕业，就得到校长陈任枚的赏识，在广东中医院出任主诊医生。毕业后，小小年纪就已经在香港、澳门一带开有医馆。1935年甄梦初在广州惠爱西路（现中山六路）赞寿堂药店开设分馆，内、外、妇、儿各科均有涉猎，尤以内科杂病见长。年轻的甄梦初能在名医云集、竞争激烈的老西关占有一席之地确非易事。

有人说，甄梦初是在经济上得到妻子的支持，才能到处开设医馆。要知道，甄梦初之妻张贵善，出身大家族，是清旗人之后。其父人称张百万，为新中国成立前广州富商，当时西门口一带都是张家的店面。

话虽如此，但从动荡年月的漫长的日子里可以看出，倘若甄梦初没有一颗赤诚之心，几十年的从医之路是难以坚持下来的。日本入侵广州时，他转移到韶关，后来又到仁化一带。尽管长年辗转漂泊，生活不稳定，仍不忘开设医馆，救死扶伤。

1945年抗战胜利后，甄家医馆在韶关民生路复业。1946年12月甄梦初再赴香港九龙荔枝角道执业。翌年秋复回广州，先后在越华路、惠福路、解放路开设医馆。直到1956年，国家经济改制，广东中医院更名为中医实验医院，他被聘进去工作，历尽20多年的私人诊所生涯才就此结束。

关于甄梦初，族谱对其记载是：一生从医，德高望重。确实，与现在的部分医生相比，甄梦初是真正的德艺俱馨。80多岁了，他还坚持看门诊，如此忠心于医疗事业，实属少见。1989年，在医院的诊室，甄梦初病倒，被诊断为肺癌。8个月后，与世长辞。

富，不过三代。医术的传承，却可以世代传承，掰掰手指一算，到了孙女婿张忠德这一代，甄家可谓是四代行医。令人赞叹的是，作为中医世家，甄家不单医术传接了下来，医德也传承了下来。

后代的从医热情和行医原则跟甄梦初几乎没有区别，比如他们都习惯处处为病人经济能力着想，给病人用最便宜、疗效最显著的药。在记者拜访甄家后人的前一天，儿子甄驾夷看门诊的时候也突然病倒住院，情景跟当年甄梦初在门诊病倒多少有些相似。

“74岁了，岳父一个星期还看三天门诊。”甄驾夷的女婿张忠德对记者说。庆幸的是，与父亲甄梦初的一病不起不同，70多岁高龄的甄驾夷只是劳累过度，并无大碍。他讲述甄家往事的时候，仍然神态怡然，笑容满面。他时不时用笔在纸上对记者写出生僻的中医名词，仿佛一个孩子，谈起自己心爱的玩具，眼睛布满快乐和无邪的光芒。

后世讲述

『甄驾夷，甄梦初长子，74岁，广东省中医院医生，已退休，但一星期仍看门诊三天。』

父亲看病不问政治，所到之处都开医馆

祖父甄显松是开平三埠新昌人。在那里，几十条村都姓甄。祖父年轻的时候跟堂兄弟一起开药铺了，上世纪20年代，他到美国去，也搞点医药生意，但不是主业。

甄家的医术是祖母李瑞琴从娘家那边带过来的。祖母不懂看内科疾病，她最拿手的是手法治跌打、骨折等外伤。虽然没有开专门的诊所，但乡下亲人朋友们都来家里让她看病。因为那时候，乡下医馆开得很少，受伤的人却很多。

在医学上，可以说，祖母是业余的，不是专业的，她只是为乡亲服务。到屋子后面的农田找点中草药，很方便，也基本上不用怎么花钱。很多人以为祖父跟祖母认识是由于医药的关系，其实他们是通过媒人介绍，相亲认识的。

到了父亲这一代，甄家才开始专业行医。父亲年纪小的时候，在家里经常看祖母为病人接骨、消肿，耳濡目染，从小就深受影响。但是他跟祖母不一样，以治疗内伤杂病为主，只是行医以后，人们找到他治疗骨伤，他照样帮忙，采用的也是祖母手摸、眼看的手法。

父亲是广东中医专门学校（广州中医药大学的前身）头几届的学生。20世纪30年代，父亲在那里念书，还没毕业，就已经是广东中医院（广东省中医院的前身）的主诊医生了。那时候医院跟学校都是私立的。学校的校长是陈任枚，他很赏识父亲，他跟他的后代经常找父亲和我看病。

如今珠村姓潘的老一辈都认识父亲和我，因为父亲还没毕业，除了在医院挂

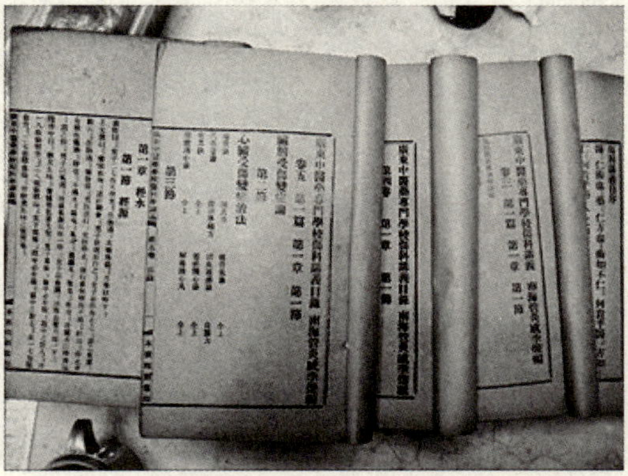

◆甄梦初就读广东中医专门学校时的教科书

职，还在珠村开了个药店，经常到那里去出诊。毕业后，父亲还在香港、澳门各开了一个医馆，他定时去出诊。

3岁开始，我就跟在父亲身边了，他到哪儿我就跟到哪儿。父亲在他所到之处，都开有医馆。

日本鬼子打进广州的时候，父亲转移去韶关。他在位于民权路的朋友家开了一间临时诊所，一边给病人看病，一边筹备自己的医馆。

当时，韶关作为广东的临时省会，很多人北上。每天药店里的病号也特别多，除了在自己的医馆给病人看病，父亲不仅以治病救人为己任，而且热心公益，扶弱救孤，关注社会群体，为基层劳动人民谋福利。每天下午3点钟过后，他就要到广州方便医院（慈善医院）去坐门诊，那里有很多难民、穷苦百姓在等他。父亲年纪轻轻，已经声名远扬，他在方便医院担任医务科科长，还被委任为韶关抗日医疗救扶队的队长，并于1946—1956年，先后兼任广州市人力车行业工会惠福区医务主任、广州市茶居粉面饼行业工会和广州市理发行业工会常年医事顾问，以及广州市粤剧曲艺工作者、工人临时代表会医事顾问等职务。

在韶关开医馆，病人来看病，有钱就给，没钱的除了不收钱，还送药。国民党的高官也找他看病，比如当时主政的军政要人李汉魂、余汉谋等。另外，国民党押来的很多政治犯，他们戴手铐，脚绑铁镣，父亲也尽医生的责任为他们看病。他看病从不问政治面貌。

日本人入侵韶关后，父亲只有带我们继续北上，转移去仁化县。

每次逃鬼子，他经常是先把我托付给朋友，他殿后。去仁化的路途很长，水路和陆路交叉着走，过程很不顺利。除了要躲避鬼子，父亲还负责养活18口人（包括堂亲、伙计等）。后来把钱花光了，实在没办法，就把带在身上能卖的都卖掉，包括珍藏多年的珍贵药材，然后把得到的钱分给伙计，让他们各自逃亡，自己却身无分文。

在仁化安置下来后，父亲继续开医馆。但家里非常贫困，我们经常要上山砍柴。日本人投降后，我们回韶关住了一段时间才回广州，这也意味着父亲要舍弃他在动荡年代一手经营起来的医馆。

铁破汤医好许多肺结核病人

从韶关回广州不久，他就去了香港谋求生计，后来又回广州重开医馆。

每次我放学都会到父亲的诊所，看他给病人看病。我边看边学，不懂就问，这段时间，我学到了很多医学上的东西，有时候遇到一些典型的病例，父亲也会叫我稍加留意。

记得那时候最骇人听闻的病是肺结核。很多病人得了此病似乎只有等死的份。父亲灵活运用民间验方铁破汤加减治疗肺结核，不但疗效显著，而且非常便宜，挽救了很多穷苦人的生命。

十多年转眼过去了。1956年，全国实行公私合营，广东中医院改名为中医实验医院，应聘到广东省中医院内科工作，这是父亲第二次任职于这间医院，从此，他也结束了几十年的私人医馆生涯。

后人访谈

『甄仲然，甄梦初孙女。现供职于广东省中医院。

张忠德，甄梦初孙女婿，1988年拜于甄梦初老先生门下，一心从医，尽得师传。现为广州中医药大学第二临床医学院教授，中医内科主任医师，博士研究生导师。广东省中医院副院长、岭南甄氏杂病流派传承工作室负责人。』

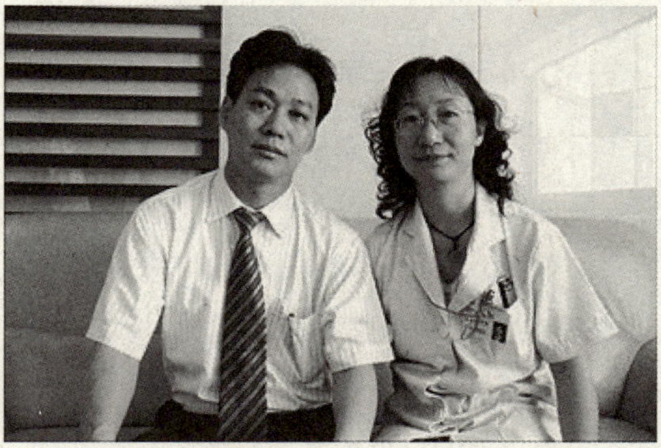

◆甄梦初的孙女甄仲然与先生张忠德

善用岭南道地药材，治疗诸多疑难杂病

记者：你工作之前听说过甄梦初先生吗？

张忠德：他社会地位虽然很高，但没架子，对护士病人都很好。我刚毕业时，就知道他在医学界的名气，总希望能被介绍去跟他学习。甄老师生活简朴，也很乐意带实习生，曾经手把手教我们把脉、开药。我跟随过他两年，直到他去世。

记者：在医术上，甄梦初老先生最擅长的是哪个门类？

张忠德：甄老师擅长治疗疑难杂症，尤其对于痹症、痨症、小儿疳积、妇科疾病、外感高热等有着自己独特的见解，并创立了“穿海汤”“鱼白甘汤”“玉泉饮”等一系列方剂，而且灵活运用岭南道地中草药，用药配伍严谨，非常注重药对协同使用，药味少，剂量轻，用药不求名贵，常以寻常之药救治疑难沉疴。

记者：听说，你是甄梦初老先生最疼爱的孙女，他的事情你知道得最多？

甄仲然：从小我跟外婆住，6岁回家后，我只喜欢跟着爷爷一起睡，他最疼的就是我了。晚年生病住院也一直是我陪他，有时离开一会儿他都会不习惯。

记者：可查阅到的甄梦初老先生的资料并不多，学术资料上的记载也很少。

张忠德：是的。能查到的关于他的资料确实不多，网上搜索是这样，图书馆同样如此。这跟甄老师的为人处世的方式有关。他比较低调，国内外很多学术杂志来向他邀稿，他经常拒绝，用他的话来说，他不要虚名，更免得惹上些麻烦。

珠江桥下，砸碎了很多古董

记者：新中国成立后，他曾经惹上麻烦吗？

甄仲然：麻烦倒没有。不过奶奶（张贵善）出身大家族，陪嫁过来有很多的古董、古书，这在当时对一个家庭来说是非常危险的事情。

记者：出事了吗？

甄仲然：有一段小插曲。"文革"初期，爷爷被抓去关了一个礼拜，家里住满红卫兵，他们日夜抄家，后来找不到证据，才把爷爷放了。

记者：找不到证据？你家事先已准备好？

甄仲然：是的。预料到时局不对，家里早就做好了准备，家里人已经把少部分书籍运回乡下。那时候，我们家住在解放路，爷爷连夜请了几个工人，把古董运到珠江边砸烂，然后沉入珠江。听他说，丢弃古董的位置就正好在如今的珠江桥底下。剩下的古书则大部分烧掉。另外，祖传泡制的药也不敢留下来，在这期间全部丢掉。

记者：甄梦初老先生后来还受到打击吗？

张忠德：后来倒也没有受很大打击。当时，他已经是省军属的私人保健医生，很多高官都找他看病，比如省长刘田夫。大家会给他面子，最重要的原因还是确实找不到证据。这段时间，甄老师生活过得倒还不错。

记者：听说到了晚年，他还坚持看门诊。

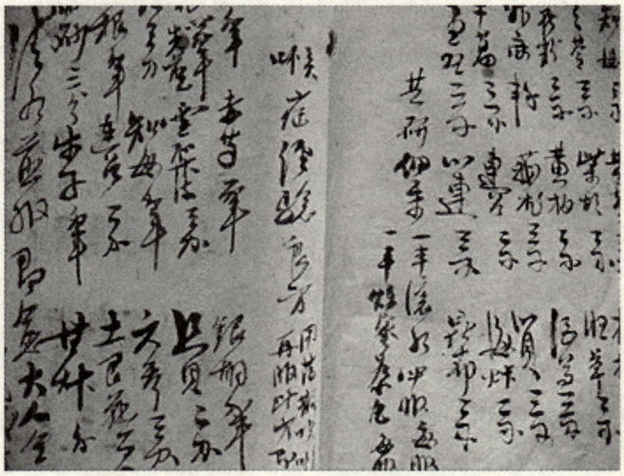

◆甄梦初的行医笔记

张忠德：对。当时81岁了，他还坚持看门诊。在病倒的当天上午，他还在给病人看病。病倒后，到医院检查，我们才知道他得了肺癌。8个月以后，他就去世了。

家族简谱

甄显松，甄梦初之父。曾到美国开药铺，也曾兼任中文报纸编辑。娶李瑞琴为妻，育有两子一女。

甄梦初（1909—1990），甄显松长子。娶张贵善为妻，育甄抗夷和甄驾夷两子。广东第一批名老中医。

甄小杏，甄梦初之妹，家中排行第二，其夫为潘森润。

甄兆熙，1932年左右出生，甄梦初之弟，家中排行第三。新中国成立前出国，在美国继承父亲甄显松的产业。20世纪70年代已经去世。

甄驾夷，1934年出生，甄梦初长子。从小就跟在父亲甄梦初身边，在医学上也得到传承。任职于广东省中医院，现已退休，不过还不时出门诊。育有五女。

甄抗夷，甄梦初次子，1938年出生，1985年病逝。曾供职于广东省地图出版社。

（采写：陈坚盈）

马民川家族

两代人淡泊济世
百龄翁心静似佛

历史的枢纽

广州百年中医的活记忆

如今，广州96岁高龄的名老中医马民川还坚持每个星期到广州医学院荔湾医院和西关国医馆上班。他家住黄沙大道，来去有些不便，但这似乎阻碍不了他看门诊的热情。

没有因为年老而贪图安逸，在他看来，这些只是“能做的、该做的”而已，老人家想法非常单纯，每天上半天班，“做得了多少做多少”。在这座浮躁的水泥城市里，在都市化生活节奏不断危害人们的身心健康的今天，如此泰然的心态不禁令人生出感动之心。而这一切的一切，据他自己讲述，都根源于他的家庭，更确切地说，根源于伯父马雨川对他的影响。

1912年出生的马民川，3岁就和弟弟马启芬从“乡下”来到广州，随伯父生活。说起马雨川，马民川就像回忆起自己的亲生父亲。

马雨川是民国时期岭南的名老中医，曾随父辈到越南经商。因“不按当地规矩办事”，不久举家回国。之后，他拜当时的名医李文轩为师，学习医学之道，并就读于广州医学实习馆，在以优等生资格毕业后，在西关独自开设起马雨川医务所，济世行医。

可以说，马雨川是马氏家族第一个中医，在他拜名医李文轩为师之前，其家族里只有商人和农民，还没有人从过医。在他的影响下，其子马荫遐和侄子马民川也先后接触了中医。

可惜1938年，马荫遐因伤寒病在广州去世。

传承家族医术的任务自然落到了马民川的肩上。马雨川对兄弟俩视如己出，在中医上更是有意培养马民川，每次门诊都会带上他，给他讲解一些临床病例或是用药情况，并出钱送他进学校学习医学。而在广州复兴中药学校毕业后，马民川留在马雨川医务所帮忙。这个时期，马民川积累了大量的临床经验。

1949年，马雨川去世，马民川正式接手宝华正街的马雨川医务所。

直到1958年，国家进行改革，公私合营，马民川结束自己的诊所生涯，进入医院工作，受聘于当时的荔湾区文昌卫生院。虽然单位的名称不断更改，但马民川却几十年如一日地工作至今。

马民川幽默、天真。与回忆家族的历史相比，马民川似乎更愿意谈他的养生之道。

他说自己经历过了民国时期以及新中国成立后的种种，对人生他已经看得很透彻。用他的话来说，“要乖乖地做人，要豁达开朗”，不然日子就没法过下去。

经历了一个多世纪不同历史时期的风风雨雨，96岁的马民川阅尽了这社会百态，人生冷暖。坐在记者的面前，他不时地笑嘻嘻，喜怒哀乐全部溢现于脸庞。

有人说，一个近百岁的老人，人生经历过起伏跌宕，生老病死，什么感受和体验没有过。不过，对于96岁的马民川来说，估计会比更多人更能体会到“平平淡淡才是真”的真义。

“我的家族没有名气，也没有什么故事”，这几乎成了他每次跟记者见面的口头禅。看得出，他不想成为关注对象，又不忍心拒绝记者的上门请求。

想着这位96岁老人每天上班下班的背影，我突然记起了一句古训：“施恩莫望报，望报莫施恩。”

访谈

『马民川，96岁的广州名老中医。

对于新中国成立前的人来说，马民川属于晚婚一族，33岁才结婚。与妻子的结合是“奉父母之命，媒妁之言”，因妻子黄氏的弟弟就是马雨川的干儿子，两家本来就熟，而马民川与妻子也曾就读于同一所小学，所以早在结婚之前，两人已相识。

妻子已在2003年去世了。提及自己的婚姻，马民川显得很甜蜜。据马民川介绍，妻子黄氏是很传统的家庭妇女，帮着他料理家务，让他可以毫无顾虑地工作。婚后两人感情一直很好，相敬如宾，和和睦睦过了一辈子。聊起他60多岁时踩单车载妻子的事，马民川还洋溢着一脸的幸福。

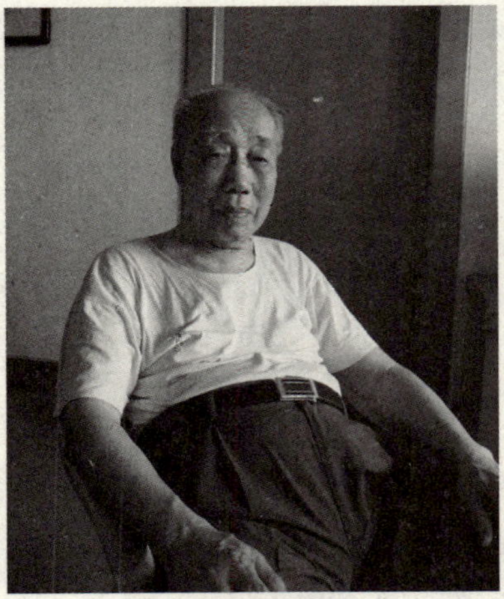

◆马民川

马民川夫妇育有两子一女，长子马显修1946年出生，次子马显齐1950年出生，女儿是1952年出生。提到孩子，马民川这个96岁的老人似乎更加得意，他说，孩子的名字合起来就是“修身、齐家、治国、平天下”。』

祖上曾在越南经商

记者：听说马家祖上曾在越南经商？

马民川：我太公曾经在越南经商，做兑税行生意，主要帮那些进出口商品的人家报关。伯父（马雨川）和我父亲（马子光）其实不是亲兄弟，但有堂亲关系，他们年轻的时候都先后到越南帮太公打理生意。

记者：后来他们为什么会从越南回来？

马民川：由于出门在外，两人又年轻气盛，不懂按照当地的规矩办事，不愿受当地殖民者的欺凌，导致后来在越南的生意也变得越来越不好，最后全家人只好一起打包回国。事实上，从出去到回国，他们两兄弟在越南待的时间并不长。回国后，太公就在家乡西樵山去世了。

记者：你父亲学过医吗？

马民川：他没有学过医。他早年曾在乡下私塾读过书。归国后，就没有继续读书，为了养家糊口，他就外出打工，在当时的鹤山一带，帮人卖布。我1912

年出生于南海西樵山的时候，父亲还在外打工，我读小学时，他去世了。我母亲（刘瑞娟）是不谙世事的农村妇女，她一直都留在乡下，1938年抗战期间，她生病去世了。

记者：听说你很小就跟伯父马雨川一起生活，为什么不跟父母亲在一起？

马民川：当时时局比较乱，乡下不但很贫穷，养不活我们，而且还盗贼四起，治安非常乱。为了有个好的成长环境，3岁时我跟弟弟（马启芬）被送到广州，跟随伯父马雨川生活，开始扎根于广州。

记者：在这之后你还回去过家乡吗？

马民川：母亲去世后，日本鬼子进到村里，将我家本来就破破烂烂的屋子毁掉，没有了祖屋，我就更少回到家乡去。以前，家乡的人都在山顶上居住，现在他们大多搬到山脚下了，家乡早就面目全非。前不久，家乡人建祠堂的时候，我去过一次。

马雨川师从岭南名医李文轩，我继承了伯父的医术

记者：马雨川回国后，走的路却与你父亲不同？

马民川：从越南回来后，为了有一技之长可以闯荡社会，伯父就拜当时的岭南名医李文轩为师，开始学习中医。同时他就读于广州医学实习馆，并以优等毕业生的资格毕业。毕业后，他就在宝华正街（即如今的长寿西路）租房开诊所，名为马雨川医务所，正式行医济世。

记者：听说他的医术在当时西关一带非常出名。

马民川：伯父当时看的一般是内科的病。以前，中医对科室的区分很不明显的，主要有内、外、妇、儿科。当时，也很少有人去考究一个医生的医术好不好，那时候不讲究这个，只要能医好病人就是好医生。很多时候都是一般的人家来求诊，遇到家境贫寒的，伯父也会施医。我知道伯父是喉科专家，自制“喉症散”，这药在岭南中医史上影响很大。

记者：你弟弟和你从小跟随马雨川生活，他也学医？

马民川：虽然同随伯父生活，我弟弟学的却是画画。他比我小两岁，因从小一起在广州生活，我们兄弟俩的感情特别好，家里本是有意愿在医学方面培养我们兄弟的。但出于兴趣，弟弟年轻时就拜民国时期的同姓画家马慈行为师，学习

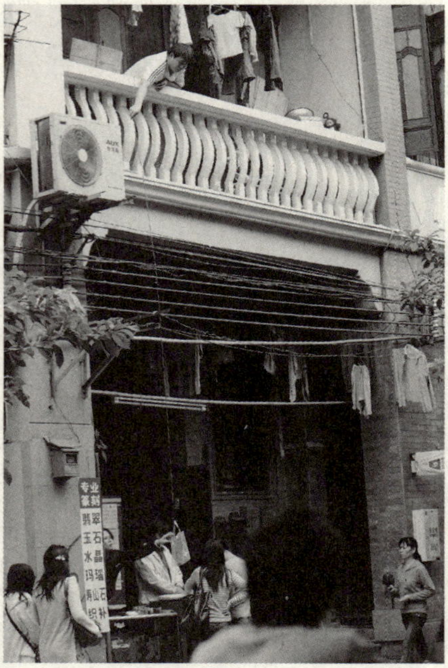

◆20世纪三四十年代长寿西路上有很多中医馆，一般是前医后家结构

画画。他后来从事的也是与画画相关的装饰设计行业，比如药品盒的设计等等，可以说对医药一窍不通。

记者：你走上从医之路是受到马雨川的影响吗？

马民川：对待我们兄弟俩，伯父视如己出，非常照顾我们。我是在他的培养下，开始接触中医的。在医务所门诊时，他常把我带在身边，手把手地教，遇到病人要怎么看、用什么药等等都会详细地给我讲解。我走上中医的路，当然受他影响比较大，也许是从小耳濡目染，我本身对中医也有很大兴趣，所以那时会下功夫去学。为了更系统地学习中医，我后来被伯父送到复兴中药学校读书。这个时候，他也没有忽视对我在中医上的教导。除了平时在门诊帮忙，讲解临床病例之外，伯父还时刻告诫我在学校要用功读书，认真研读医书。可以用一句话概括：后来，我继承了伯父的医术。

记者：你伯父自己没有后代继承医术？

马民川：伯父先后曾结过三次婚，大太太姓刘，没有子女；二太太姓黄，即马荫遐的母亲；二太太去世后，马雨川与三太太曹锦芳结婚，并生有一子一女

（马启衔和马宝珠）。比我大六七岁的马荫遐也是在他父亲的影响下，开始学习中医的。他在广东中医药专门学校毕业后，就去了香港广华医院工作，之后又折回广州，在惠福东路开设自己的诊所，广州失陷后（20世纪30年代），因伤寒病很快就去世了。

记者：资料记载，马雨川也曾经在香港行医，那时你也跟着过去吗？

马民川：伯父曾经在香港行医，那是因为当时广州失陷，时局动荡不安，他在慌乱中与家人走散，去了香港。在香港，他也开了诊所，继续行医。因马荫遐去世，马雨川返回广州与家人团聚。1940年，他的第二个儿子马启衔就在广州出生了。

记者：在你的眼中，马雨川是怎样的人？

马民川：伯父跟我一样，一生平平淡淡，就是安分守己地做好自己的工作，乖乖地做人，起居有时，饮食有节，而且豁达和乐观，就像大肚佛，整天嘻嘻哈哈，心情舒畅。我小时候，就开始跟随伯父，他是穷医生一个，也没有大富大贵，三餐温饱而已。

记者：可以说，一个诊所养活了几口人，你有过特别贫困的时候吗？

马民川：我自己工作后情况也和伯父之前的日子差不了多少。觉得比较惨淡的就是"文革"时，国家减少口粮，没得吃，生活比较难挨一点。因为我的祖辈都是农民出身，家庭成分比较好，所以"文革"时期没有受过什么委屈。不过那时心里整天都提心吊胆，很怕。医院的工作虽然也还在继续，整天却因为开会开到蒙，"文革"时期实行的是"早请示，晚汇报"，每天都有好多的会要开，精神压力很大。

1958年我结束独立诊所生涯

记者：毕业以后，你直接参加了工作？

马民川：我从复兴中药学校毕业后，不像马荫遐自己去香港创业，而是留在马雨川医务所帮伯父的忙。1949年，伯父去世，我正式接手该医务所。

记者：这样的医馆生涯持续到什么时候？

马民川：1958年公私合营，我结束独立诊所生涯，受聘到医院工作。随之而来的又是国家的特殊时期，为了避免很多不必要的事端，免除"搞私产"的嫌疑，除了那些没钱到医院看病的亲戚朋友，我已经不再在家里给病人看病。

记者：马雨川其他后代的情况怎样？

马民川：伯父死后，他的遗孀曹锦芳及其子女靠着伯父的遗产生活，依旧住在西关诊所，当时我也已经结婚生子了，我们两家人互相扶持。50年代末，曹锦芳及其子女先后去了香港定居，如今生活在香港。伯父的女儿马宝珠早年曾在广州惠福西路的妇孺医院里学过助产，儿子则没有从事医学。

记者：你说说自己的后代，他们有学医的吗？

马民川：我的三个孩子都没有上过大学，更没有人从事与医学方面相关的职业。老大今年已经60多岁，退休在家，之前从事的是水产行业；老二还在广州市粮食局的车队工作；小女儿之前在商店做店员，也已退休。

记者：你的后代为什么没学医？

马民川：我的儿女都成长在特殊的年代里，虽然也读书，但却没有受过很好的教育。当时环境不好，基本上没什么机会真正读书。记得女儿读高中的时候，到处在搞运动，学校搬到农村去，整天就在农村里砌大砖，起校舍。那是极其混乱的年代，由于社会环境使然，我的儿女们想学医，也没有条件和机会，只能说是生不逢时。

记者：你的孙儿们也很大了，也没有人学医吗？

马民川：虽然我作为老中医，但我不强求，孙儿们想学什么都是随他们的兴趣。现在他们虽然都大学毕业了，但是所读非所做，做了不对专业的工作。可以这样说，我自己的亲人中再也没有从医的了。

家族简谱

马雨川，岭南名老中医，生于1877年，字汝旋，号泽周，南海县西樵人。年轻时随父到越南经商，回国后拜岭南名医李文轩为师，学习中医，并就读于广州医学实习馆，以优等毕业生资格毕业。后在宝华正街（今长寿西路）开设诊所。擅长内科，也是喉科专家，自制了“喉症散”。1949年去世，育有两男一女。

马子光，马民川之父，马雨川之堂弟，曾在家乡私塾读书，后在越南经商，归国后，在鹤山一带打工，帮人家卖布，于马民川小学时病逝。

马民川，1912年生于南海西樵山，3岁至广州跟随伯父马雨川生活，师承马雨川，擅长内科和儿科。在广州复兴中药学校毕业后，留在马雨川医务所帮忙，并在1949年马雨川逝世后接手该医务馆。1979年被授予“广州名老中医”称号，现受聘于广州医学院荔湾医院和西关国医馆。

马荫遐，马雨川长子，在其父影响下学习中医，毕业于广东中医药专门学校后，至香港广华医院工作。后返回广州，在惠福东路开设诊所，1938年因伤寒病去世。

马启衔，马雨川次子，生于1940年。20世纪50年代随母曹锦芳迁至香港定居。

马宝珠，马雨川之女，曾在广州惠福西路的妇孺医院学习助产，20世纪50年代末随母迁至香港定居。

马启芬，马民川之弟，生于1914年，与马民川一起被送至广州随伯父马雨川生活，年轻时曾拜民国画家马慈行为师，学习画画，后从事装饰设计行业。于1997年去世。

（采写：陈坚盈）

罗元恺家族

父辈通儒助北伐
书香子弟成名医

历史的枢纽

一个中医世家的轨迹：从“儒医”到“学院派”

如果把老中医分为“民间”和“学院”两种，罗元恺属于典型的“民间”与“学院”的综合体，从他开始接触中医那一日起，其个人命运就与整个国家的中医发展紧密地联系在一起。

与许多老中医的出身相比，罗元恺小时候并没有遭遇贫穷之苦。他出生于书香门第，习医从小就受到父亲罗棣华的点拨。

以前的中医教育主要有两种方式：一是师徒相授，这要求习医者常从背诵药诀方书入门，并随师侍诊，抄录医案，再从中悟出医理；另一种方式是以儒通医或由道、佛通医。文人学医有着较好的古文学根基，往往可从中医经典入手，饱览前人医著，再验诸临床，进而提出己见，立一家之言。罗元恺的父亲罗棣华属于第二种，他的医术都是自学所得。

有良好的家庭教育，这种以儒通医的方式也深深地影响了罗元恺。在父亲的指导下，罗元恺从小就能背诵四书五经及古文诗赋。而除此之外，罗元恺还接受了现代的中医学教育，可谓“科班出身”。

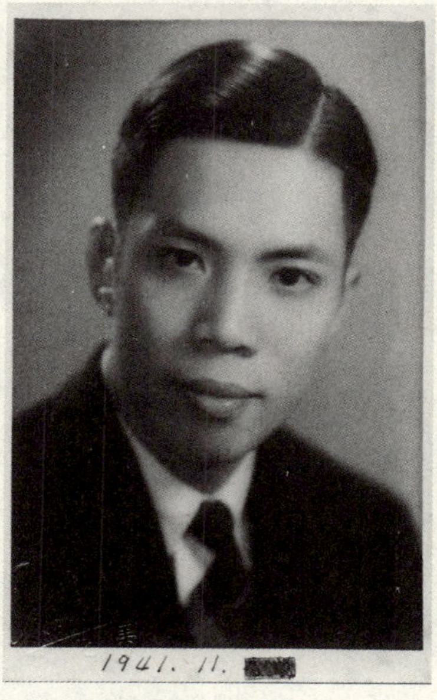

◆年轻的罗元恺

辛亥革命后的20世纪20年代，现代中医教育开始萌芽。1924年，广东中医药专门学校在广州创立。该校是五年全日制的中医高等学府，由粤港两地中药商行筹款开办，设有中医基础和临床各科、西药基础、外语等26门课程。广州许多赫赫有名的老中医都是这个学校出来的，罗元恺就是其中之一。他是该校第七届毕业生，由于成绩优秀，毕业后留任该校附属医院——广东中医院，随后任教于母校。

后来的人生历程告诉世人，罗元恺具有非凡的才识和能力。其实，早在学校期间，罗元恺与众不同的才干就显示出来了。他与同学组成医学研究会，创办《克明医刊》，共同研习中医问题。另外，除了崇尚中医学习，他还积极吸取西医知识。

当时，广东中医药专门学校开设了西医基础课，罗元恺掌握了解剖学、生理学等现代医学知识，而且对张锡纯、陆渊雷等中西汇通派医家的著述亦有所研习。他认为，中医与西医虽理论体系不同，但治病救人的目标是一致的，二者不应互相排斥。

毕业后不久，抗战打响，国难当头。罗元恺经历了那一代老中医的磨难和轨迹：战争、逃亡、救死扶伤以及新中国成立后个人命运的跌宕起伏。

值得一提的是，罗元恺不仅是一位中医临床学家，还是一位中医教育家。从20世纪30年代起，他开始从事中医教学，并负责《金匮要略》、儿科、妇科、中医基础理论等课程的教学工作。

今天，罗元恺的独女罗颂平继承了他的学术，现为广州中医药大学第一临床医学院妇科教研室主任的她，谈及自己的父亲，自信而自豪。

从罗棣华到罗元恺再到罗颂平，一个中医世家完成了由“儒医”到“学院派”的轨迹。

后人讲述

『罗颂平，罗元恺独女，1957年出生。自幼帮罗元恺抄写医学论著笔记，是罗元恺的学术继承人，同时也是国家级重点学科中医妇科学的学科带头人。现为广州中医药大学第一临床医学院妇科教研室主任、教授、博士生导师。事实上，与广受关注的政治经历和医学事业相比，罗元恺的家庭生活并不为大多数人所知。“我出生的时候，父亲已经年过四十，”说起自己的父亲，女儿罗颂平充满自信和自豪，“我自己是父亲带的第三届硕士研究生，也是我父亲的学术继承人。”这句话，女儿罗颂平说得铿锵有力。』

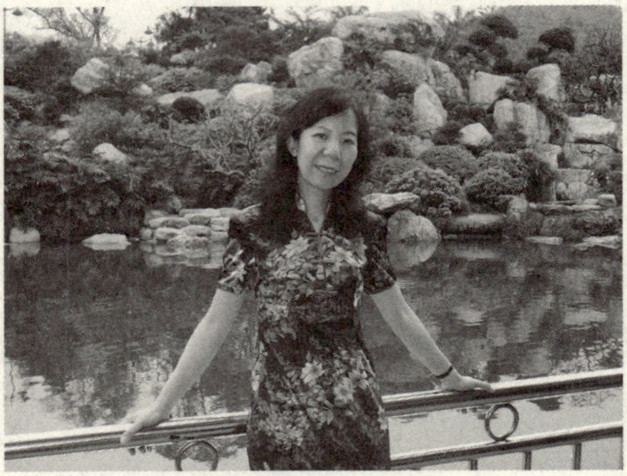

◆罗颂平

祖父罗棣华曾做北伐军医

我父亲（罗元恺）出生于南海一个书香世家，爷爷（罗棣华）年轻时是乡下的教书先生，以儒通医。开始他只是在南海西樵山悬壶治病，后来参加北伐战争，做随军军医。行旅之中，常有瘟疫，即各种传染病，故爷爷擅长于岭南温病。

北伐战争结束，爷爷来到广州，在现在的海珠区洪德路开设了中医诊所。

爷爷先后娶过3个妻子，养育过11个儿女，但两位妻子早逝，只有我奶奶一直跟着他。我父亲排行第七。他从小就跟着爷爷，曾在私塾念过书，诵读四书五经及古文诗赋，并在爷爷的熏陶和指导下，开始接触中医。1930年，父亲考入广东中医药专门学校，在校5年，他研读了很多医书，还与同班同学成立“克明医学会”，研讨医学疑难，出版《克明医刊》。

父亲罗元恺名列前茅留校任教

1935年，父亲以第一名的成绩在广东中医药专门学校毕业，并留在学校的附属医院广东中医院任住院医师，同时兼任该校《金匮要略》课教师，讲授内科杂病。虽然后来他以妇科闻名，但他初出茅庐之时是一名内科医生。其实，在广东中医药专门学校毕业之前，父亲已经考取了广州市中医执业资格证书。毕业后，他在业医之余，还在当时的广州大学修读法律专业，并在那里与我母亲（廖锦华）相识。

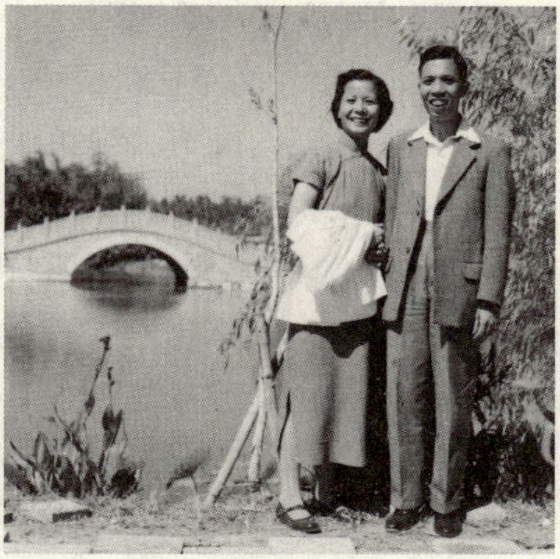

◆罗元恺与夫人

抗战时，罗家辗转湘桂粤北等地达七年。1938年广州沦陷，广东中医院被迫停业疏散，父亲跟爷爷、奶奶一家数口返回南海乡下。一个月后，日军进犯南海，他带着一家又转道香港。父亲在九龙开诊所行医，母亲也去了香港，她与两位姐姐在九龙办了一所小学校，她任校长。

1941年香港沦陷，父母在离开香港前结婚，并带着一家老小又折回内地，经水路、陆路，绕道桂林，逃难至韶关。爷爷在途中不幸得霍乱去世。当时韶关是抗战的后方，相对安定，父亲在那里继续行医。那时兵荒马乱，很多人死于霍乱、伤寒等传染病，父亲最小的弟弟也在韶关得病死去。

后来，日军进犯韶关，他们又逃难至连县。父亲除了继续开诊外，还与当地老中医赵伯平创办了连县中医讲习所，讲习所的全部课程均由父亲编写。

抗战胜利后，父亲回到广州，原先的医院和学校曾被日军占领作为宪兵司令部，设备全部散失，那时父亲处于失业状态，为了养家糊口，他不得不到东莞打零散工，除了在税务局做过，也做过一些其他的工作。

广东中医药专门学校的背景比较特殊，既非公立又非私立，是由广东的八家药行和香港三家药行合资所建，因此学校的复办需要与两地校董、校友取得联系，父亲在此期间为学校的复办做了很多工作。

1947年，学校逐步收回，同年招生复课，父亲回母校任教，随后担任该校的校长。

他是新中国第一位中医教授

1956年，政府开办中医学院，父亲是广州中医学院的筹备要员。他一直都是很积极地为振兴中医努力。1963年，父亲当选为第四届广东省人大代表，并在1978—1988年连续当选为第五、六、七届全国人大代表。参政期间，他写了很多提案，呼吁为中医立法。他也为中医学院做了很多事，包括争取到了资金、建图书馆等。尤其在中国中医学教育发展方面，他做了大量的工作。

1977年，广东省革委会授予父亲教授职称，他是中国第一位中医教授。1978年开始招收研究生，并成为全国首批中医妇科硕士、博士研究生导师，1980年担任广州中医学院副院长，负责教学和研究生教育。

1982年，父亲近70岁，自己请辞广州中医学院副院长职位。在父亲看来，他自己不应该再占着院长的位置，应该把这个位置让给更年轻的人。

父亲那一辈老中医，毕生忙于诊务，多数顾不上著书立说，很多老中医都没有留下自己的学术著作和临床经验。我父亲从医60年，不仅从未脱离临床，而且善于著述、勤于写作。

从50年代开始，他就经常写论文，在他的这一辈老中医中，父亲留下的学术论文、手稿应该是比较多的。最难得的是他一贯亲力亲为，认真总结临证经验，阐述自己的学术观点。以前他喜欢饮早茶，一大早去陶陶居，都是带着方格纸去的，就在那里备课。《罗元恺医著选》《罗元恺论医集》《女科述要》等等，一字一句都是他亲自写出来的。

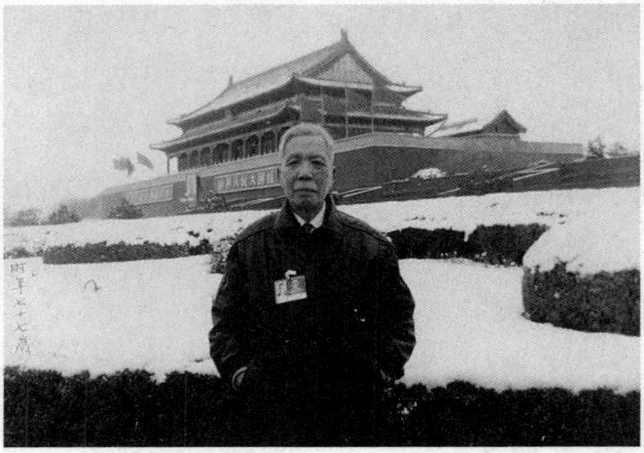

◆77岁的罗元恺任人大代表

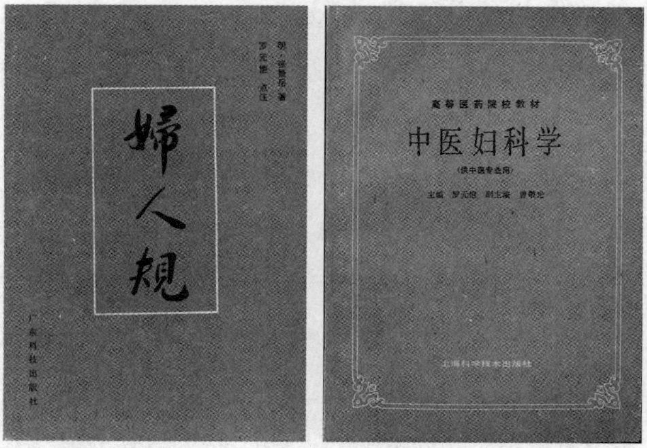

◆罗元恺著作

我从小就充当父亲的私人秘书，经常帮他抄稿子。《景岳全书•妇人规》是我父亲非常欣赏的一部明代医著，原版是竖排的，没有标点，他在1983年要全文注释此书，是我先把原文一段一段抄下来，边抄边加标点，由父亲加上注释，我再把稿子誊清。

父亲在20世纪80年代主编的《中医妇科学》教材，应用很广，并流传到台湾、香港，至今还有些学校在用他主编的教材。我去耶鲁大学做高级访问学者的时候，曾经在耶鲁大学图书馆1200多本中医书里头，找到他写的两本书：《罗元恺论医集》《罗元恺医著选》。

后世访谈

父亲很忙，整天在外奔波

记者：你父亲只有你一个孩子？

罗颂平：对。我是1957年出生的，独生女，出生时父亲已年过40了。父亲结婚的时候28岁，抗战时期民不聊生，他们在战乱中一直没要孩子。新中国成立后，父亲又很忙，而母亲的身体不太好。据我母亲说，那时候我父亲一年中大概有8个月是不在家的，整天在外奔波。

记者：那时他已经身居要职？

罗颂平：1950年4月，父亲出任广东中医药专门学校校长，次年开始兼广东中医院院长。在课程设置、教学方法、医疗质量和学生管理等各个方面，他都做了很多的工作，学校和医院也很快走上正轨，得到发展。中医工作开始受到重视，广东中医药专门学校被省文教厅列入广州11所大专院校之列。

记者：听说以前中医学校是被排除在教育系统之外的？

罗颂平：新中国成立初，中医学校得到政府资助，中医工作呈现前所未有的前途。然而，50年代的王斌思想提出不要发展中医，使中医事业再次受创，中医院校被撤销，改为中医学西医的进修学校。1953年，广东中医药专门学校改为广东省中医进修学校，实际上就是将中医西医化的手段之一。而作为副校长的父亲对中医还是很执着的，这期间，他仍坚持安排一些中医课给学员讲授。

记者：这种局面何时结束的？

罗颂平：1956年，毛泽东主席、周恩来总理出面，为中医正名。父亲也被任命为广州中医学院筹备委员，他参与筹办的广州中医学院是全国最早的四所中医院校之一。

记者：在同代老中医中，你父亲朋友多吗？

罗颂平：他有几个很好的朋友，如黄耀燊、李仲守、蔡荣等，当时都住在西关。黄耀燊是中医外科专家，擅长治疗急腹症。蔡荣是骨科专家，我小时候在家里摔伤了胳膊，还是蔡叔叔到家里给我敷药。李仲守是内科专家，他跟父亲都是民盟的，“文革”后，他们共同办了一所学中医的夜校——兴华中医学校，为社会上的师带徒的中医爱好者参加中医专业的自学考试提供系统的培训，他和几个朋友晚上就到那里授课，深受学生欢迎，使许多基层的医务人员走上中医的道路。学校最初借用泰康路小学场地，后来搬到海珠广场的四十二中，最后在白云区找到固定的校舍。李老和罗老去世后，由郑德基教授担任校长，直至中医学专业的自学考试终结，该校才停办。

乡下的病人追着他看病

记者：父亲对你影响大吗？

罗颂平：父亲对我最大的影响就是他对自己专业执着的精神，还有对病人从来是不分贵贱，来者不拒。“文革”前，他就常常带学生“巡回医疗”，下乡到五华、新丰等地为农民看病。那时候的粤北农村非常贫困，有稀饭和咸鱼吃就已经是很好的待遇了，他经常饿着肚子工作。每次都是到一个又一个的公社、乡村巡诊。当时的乡下真是缺医少药，他善于用很便宜的地方草药治病，治好了不少疑难病症。很多病人找他看病，有半路拦截求诊的，甚至还有追到厕所外等候的。有些病人后来还追到广州，到我们家里继续找他看病。

记者：你出生时你们家住哪儿？

罗颂平：50年代初，我家住在宝华西二巷九号一楼，还带着小花园，非常宽敞。但我们家在十年浩劫中换了两个地方：“文革”初期，红卫兵大串联，我们家被安排接待红卫兵，一批又一批的红卫兵住进来，我们一家人挤在卧室里，客厅和其他房间都让外地红卫兵“占领”了。后来，房管局的造反派又来骚扰，说我们家三个人住这么大的房子，要再安置两家人住进来。我妈妈很害怕，就主动要求房管局给我们换一个小一点的地方，一家人自己住。

1968年，我家搬到了宝华路27号二楼——仅30多平方米的房子里，书桌就摆在10平方米左右的客厅里，病人来找父亲看病就得在楼梯上等，经常在楼梯上就排了很长的队。一些省领导的亲属也来找我父亲看病，但也得在楼梯上等。当时的省委书记王首道知道了我父亲的名气和住宿情况，帮我们解决了一套房子，那是1979年的事了，那年我们搬到惠福西路。

记者：从照片上看，你父亲好像爱穿西装？

罗颂平：我父亲早年曾在香港行医，并一直任教，生活比较讲究，也受西方的影响，爱穿西装，而且是请裁缝师傅定做西服，还备有很多领带。我小时候也有很多玩具，包括当时很稀罕的毛绒熊，不过“文革”时被抄走了。其实让父亲最遗憾的是，我爷爷留下来的东西被拿走了，连他生前写

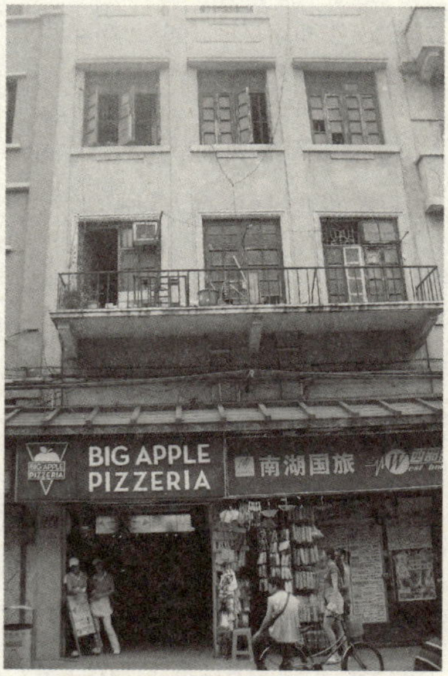

◆ “文革”时期罗元恺一家的居所（二楼）

的一副对联也不放过，所以我们家现在仅有的爷爷的遗物就是他以前用毛笔开的药方。

记者：你父亲在“文革”中受到了冲击吗？

罗颂平：是的。先是被抄家，名曰“清四旧”，家里的一些古籍、文物都失去了。后来是受审查，主要是他跟香港中药行的关系。抗战胜利后，由于广东中医药专门学校的校董是省港中药行的老板，很多在香港那边，父亲得去香港联络校董，落实学校的办学经费。而“文革”时他找不到去香港的证明人，被怀疑是特务行动，于是对他进行了审查。后来查无证据，就让他回来了。我父亲在1969年到三水的干校劳动，后来又被下放到南雄的干校，待了两年，第一年是受审查，并在干校劳动，第二年是在南雄五七医院看门诊。

记者：那时他还可以出诊？

罗颂平：他在“文革”期间受冲击不算太大，仍可以出门诊给病人看病。“文革”初期的大串联过后，1968年发生了大范围的流行性脑膜炎，后来又是乙脑，都是传染病。但当时医生紧缺，很多医生被批斗，父亲当时参加了救治，在临时的隔离区治疗这些危重的传染病，医疗条件十分简陋，他说那时的消毒只是用漂白粉溶液浸泡手脚和衣物，治疗则主要用中药，根据中医的温病理论拟定药方，一方面治病，另一方面也在医院给医生、护士喝药预防。不过大部分的病人都治好了，包括曾经到我家“清四旧”的红卫兵。最后也只是死了两三个人。所以，2003年非典时人心惶惶的，我就说我父亲那时候条件那么差都没事，中医治疗非典也一定会有办法的。

家族简谱

罗棣华，罗元恺之父，以儒通医，擅长温病。起初在南海西樵山开诊所行医，后在北伐军中担任军医。晚年在广州洪德路开中医诊所。抗战期间染霍乱去世。娶过三房太太，育有11个儿女。

罗元恺（1914—1995），字世弘，1914年生于南海，排行第七。自幼随父习中医，1935年以第一名毕业于广东中医药专门学校。擅长内科、儿科和妇科，晚年精于妇科，有“送子观音”之称。其经验方“滋肾育胎丸”和“田七痛经胶囊”均已在20世纪80年代开发为中药新药。他从医60余年从未脱离临床，留下大量的论著和学术成果。曾任广东中医药专门学校校长和广东中医院院长，参与广州中医学院的筹建工作，1980—1982年任广州中医学院副院长。一生致力于中医研究和中医教育事业的发展。1995年去世。

罗元淦，罗元恺之弟，排行第十。晚年居香港（现已去世）。

罗颂平，罗元恺独女，1957年出生。自幼帮罗元恺抄写医学论著笔记，是罗元恺的学术继承人，同时也是国家级重点学科中医妇科学的学科带头人。现为广州中医药大学第一临床医学院妇科教研室主任，教授，博士生导师。

罗颂慧，罗元淦之女，香港注册中医师，先后获香港中文大学中医针灸硕士和广州中医药大学中医妇科学博士学位。在香港行医。

罗曼茵，罗元恺之侄孙女（罗元恺堂兄的孙女），毕业于香港中文大学，后移居德国，婚后随任职外交官的丈夫旅居北京、东京及柏林等地多年。并学习中医和欧洲的顺势疗法，用中医的针灸、中药和欧式替代医学为人治病。现为广州中医药大学博士研究生。

家族逸事

重友情　宁住旧房

罗元恺晚年为中医发展写了很多提案，呼吁为中医立法，还为中医学院争取资金建设图书馆和教授宿舍楼。而在教授楼竣工后，他却不愿意搬进去，因为当时的三元里尚属广州郊区，罗元恺觉得如果搬到郊外，交通不方便，朋友串门就麻烦，会少了很多跟朋友相聚交流的机会。

“文革”时，罗元恺受到审查，被送去干校劳动。在南雄干校放牛时，他常在山坡上诵读《孟子•告子》的名言“天将降大任于斯人也，必先苦其心志，劳其筋骨，饿其体肤，行拂乱其所为”以排忧解闷。

（采写：陈坚盈）

梁乃津家族

虽留名药传世

还闻一声叹息

历史的枢纽

最辉煌的杰作和最大的遗憾

胃乃安是名中医梁乃津一生最辉煌的杰作，他最大的遗憾是忽视了对儿子的培养。

提起“胃乃安”，很多老广州都会“哦”的一声，表情再明白不过了：谁人不知“胃乃安”呢？近20年来，广州乃至全国大街小巷的药店里，几乎都能找到这种胃药，而留下这传世名药的，就是人称“岐王再世”的广东省名老中医梁乃津。

梁乃津幼习儒学，6岁即能诵读四书五经、唐诗宋词，10岁研习《古文观止》。由于天资过人，被开中医药铺的曾祖父相中，大约在梁乃津13岁的时候，开始教他中医。因常听曾祖父“良田千亩，不如薄技在身”“不为良相，当为良医”的训导，加上幼年身处战乱年代，以及父亲体弱多病、英年早逝的背景，梁乃津自小就坚定了学医之路。

在广州中医学界，梁乃津是德高望重之人，不仅因他30多岁就任职广东省中医院院长等职，而是因为“他有真本事”，他的仁心仁术，他的学生黄穗平不无感慨地说“他一生都热爱临床”，爱到什么程度？80多岁了，还一上午看40多个病人，为不忍让病人久等，有一次竟“忙得没时间上厕所，尿裤子上了”。

回忆起老师，黄穗平说：“他跟家人相处时间不多，他曾跟我说，他最大的遗憾就是忽视了对儿子的培养，使医术在家里后继无人。”

梁乃津唯一的儿子梁赫然没有继承他的衣钵，梁赫然的妻子是广州某药厂退休工人，跟中医无关，梁赫然的女儿目前所学的专业也跟医学无缘。梁氏后人至今仍居住在梁乃津生前的老房子里，日子过得并不宽裕。当记者采访梁赫然时，他对父亲几乎没留下多少记忆了，他目光凝滞，言语不多，但很用心、很认真地保存着父亲留下的东西，如梁乃津亲笔书写的个人简介，梁乃津每次参加全国政协会议的出席证，此外，梁赫然还保留着一堆依然红得绚丽的荣誉证书和各类中药厂、专业媒体、研发中心聘请梁乃津担任顾问的聘书。梁乃津50多年行医的荣誉和学术成就，似乎都凝结在这些物件里，而作为儿子的梁赫然所能做的，就是

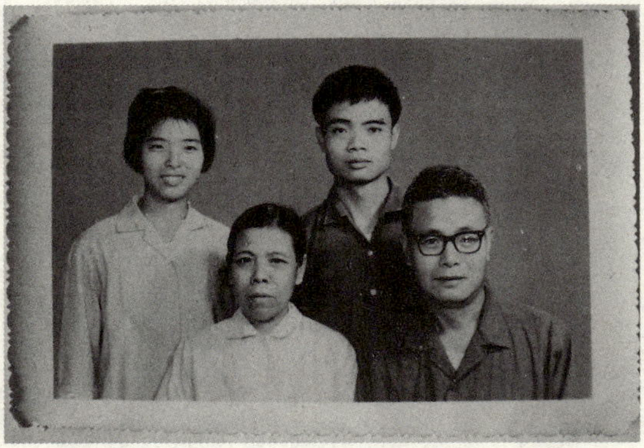

◆梁乃津（前右）与家人合影

小心翼翼地保存。

家中书柜里，都是梁乃津的藏书，诸如《本草纲目》《史记》《汉书》《辞源》《三国演义》《官场现形记》《金陵春梦》《斯巴达克思》……古今中外，百家争鸣，只是医学类的书并不多见，因为大部分医学书籍，梁赫然已捐给了广州中医药大学图书馆，这也许是梁赫然跟广东中医界关联最大的一件事。

天资聪颖、良好家教、勤勉好学、仁心仁术，成就了一代名医梁乃津，但老天对梁乃津的后代却颇为不公。儿子天生对许多事不感兴趣，一个对医学毫无兴趣的人，又怎能做事关人命的医生这一职业呢？从梁乃津收弟子门槛之高，就知道他不会让儿子学医了；而妻子去世得早，他所有时间都扑在工作上，可想而知，对于儿子的教育和培养，他几乎放弃了“治疗”。“岐王再世”，却无法拯救自己的儿子，这不能不说是人间的一大憾事。

欣喜的是，作为弟子的黄穗平，能继承老师的医德医术，九泉之下的一代名老中医也能稍感安慰了吧。

弟子记忆

『博学的梁乃津一生只带了两名弟子，这是广东中医界的遗憾。黄穗平，梁乃津弟子，现为广东省中医院消化内科主任，广州中医药大学第二临床医学院教授、博士生导师，中华中医药学会脾胃病分会副主任委员，广东省中医药学会消化病专业委员会主任委员。』

他总是替病人着想，尽量给病人省钱

记者：你什么时候成为梁乃津的学生的？

黄穗平：1986年，我在广州中医药大学读研究生就开始跟梁老师了，一直到1995年。

记者：梁乃津给你最深的印象是什么？

黄穗平：太多了！他非常博学，他不仅读医学类的书，像哲学、历史、文学等各门类的书，他都看。记得有一次去他家，看到他家里到处都是书，书房、客厅全是书柜，连他睡的床头、床边都堆满了书，可见他是一个学识广博的人。他经常跟我说要多读一些书，不仅是医学类的。

还有他总是替病人着想，尽量让病人用最少的钱把病治好，尽量给病人省钱。比如有的医生给病人开药，会多一些药，这些药完全没有必要，但也没有副作用，只是为了让病人多掏一些钱，但他从来不会这样，有时候，他给病人开一个星期的药都不超过100元。

记者：作为梁乃津的学生，他有哪些事让你感动过？

黄穗平：应该是他对工作的热爱，他一生都热爱临床。80多岁的时候，他还坚持出诊，一个上午就看40多个病人，有时候连续5个小时出诊连上厕所都没时间，有一次没办法竟尿了裤子，这是真事。

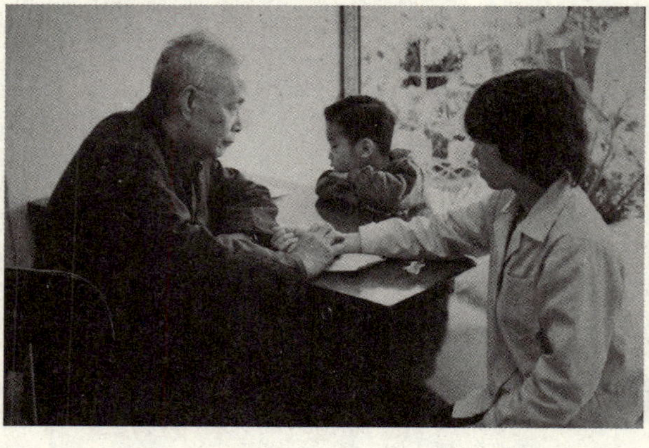

◆梁乃津给病人看病

记者：真的连上厕所的时间都没有？

黄穗平：他是不忍让那些排队看病的人失望，因为有些病人是慕名从很远的地方赶过来，又排很长时间的队，病人在他眼里比自己还重要。

记者：他担任广东省中医院院长期间，还有时间出诊吗？

黄穗平：他太爱医生这个职业了，虽然他有很多政治头衔，比如院长、全国政协委员，但他更愿意当医生，即使当院长，事务繁忙，他还会坚持临床第一线。他在广东中医界的名气这么大，不是靠政绩，而是凭他的医术，凭他的真本事。

记者：他对政治应该没太多兴趣吧？

黄穗平：说实话，他学不会也很反感官场上吃吃喝喝、请客送礼那一套，还是那句话，他更愿意做一个医生，一辈子都贡献给了这个职业。

记者：听说梁乃津只带了两个学生？

黄穗平：是的，我和罗振华。罗振华是省中医院的内科副主任医师（现已退休）。我是他带的第一批学生，一来他对学生要求较高，不光要有学医天分，还要内在各个方面修养素质都不错，门槛较高，他看得上的才会带，呵呵，我应该说是挺幸运的。

记者：梁乃津后代中没人从医？

黄穗平：是啊，他只有一个儿子，是个普通工人，现在退休了，家里其他人也都跟中医无关。记得梁老师跟我说，因为工作，他忽略了对孩子的培养和教育，也没有太多的时间跟家人相处，这是他这一生中最大的遗憾。

记者：梁乃津对国内中医学界最大的贡献有哪些？

黄穗平：梁老师从医50多年，尤其善于治疗脾胃病，他治疗胃脘痛的验方与广州中药一厂合作研制成的“胃乃安胶囊”1991年获全国唯一中成药金奖，目前也是很多人都熟知的胃药。

在治疗脾胃病方面他形成了自己的理论，他认为“调肝理气是遣方的通用之法；活血化瘀是遣方的要着之法；清热祛湿是遣方的变通之法；健脾和胃是遣方的固本之法；其他治法是遣方的辅助之法”这个理论指导治疗疑难脾胃病患者，效果很好。而且，他也是较早提倡中西医结合的老中医，他发表过《论中西医特质及中西医结合问题》《以革命精神改革中医药》等论文20多篇，还写过《伤寒论概要》等3本著作。

后世访谈

『梁赫然，梁乃津的儿子，1944年生，现为广州某灯具厂退休工人，跟妻子仍住在位于书同巷的省中医院宿舍里。梁赫然至今保存着父亲用过的老家具、父亲留存下来的医书史籍以及父亲的各种荣誉证。梁赫然话不多，对父亲的印象似乎也少得可怜，而且对每一张老照片的时间和地点，梁赫然几乎都失去了记忆。』

没能继承父亲学术，儿子也感遗憾

记者：你是梁乃津唯一的儿子，他为什么没让你学医呢？

梁赫然：我本身对医学没兴趣，他看我没兴趣，也不想强迫我学。

记者：你女儿呢，她现在学的是什么专业？

梁赫然：她19岁了，学的也是跟医学无关的专业，目前在广州一所不出名的专科学校念书，每周会回来一次。

记者：还记得你父亲的一些故事吗？他留给你最深的印象是什么？

梁赫然：嗬，他很少有时间跟我们在一起，想不起来了……他就是很忙，也

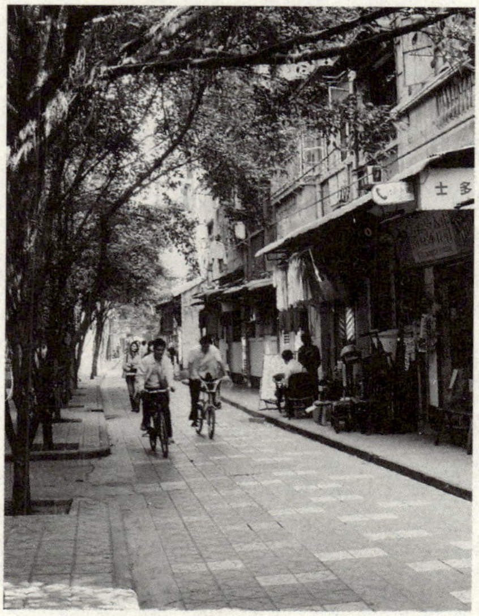

◆梁乃津从1983年起就搬到书同巷宿舍，如今他的儿子一家仍然住在这里

很喜欢看书。

记者：你们家中有人生了病，是否都是让你父亲给看啊？

梁赫然：是的，反正我生病时，都是他看好的。还有，我的一些工友也会来找他看病，特别是肠胃类的病，他很在行，有个工友病得很严重，我父亲医了三次，就给医好了。

记者：你母亲从事什么职业？你父亲忙于工作，会不会无暇顾及家庭？

梁赫然：我母亲没有工作，就是家庭妇女，后来得了癌症，1976年就去世了。父亲忙于工作，很少有时间跟我们在一起。

记者：你们家目前没人继承你父亲的衣钵，你会不会觉得有些遗憾？

梁赫然：（望了望那一堆证件，沉默良久）很遗憾。

记者：这一柜子的书怎么打算呢？打算一代一代这样传下去吗？

梁赫然：打算。其实，我在1999年将父亲生前的大部分藏书捐献给了广州中医药大学图书馆，书用车装了一车厢，大概有好几千册，大都是医学类的书，广州中医药大学还给我颁发了荣誉证书。

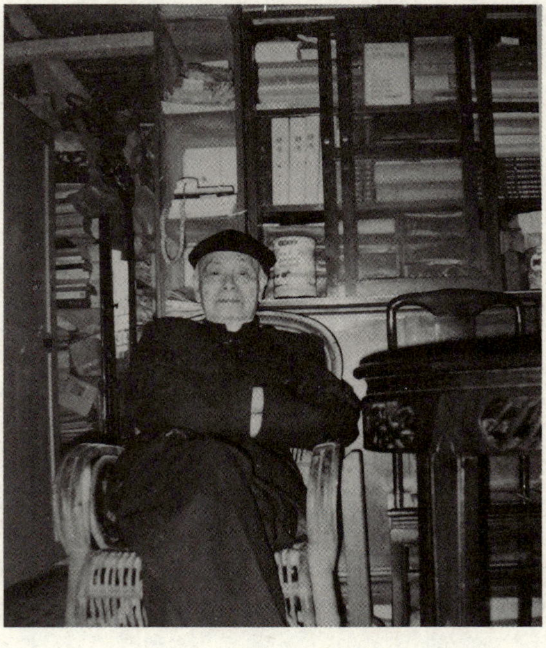

◆梁乃津在家中旧影

寻访侧记

一切都在与时俱进　梁家却停留在20多年前

寻访梁乃津后人颇费周折。

跟随梁乃津多年的弟子黄穗平和罗振华，只知梁乃津的儿子和儿媳住在书同巷，却想不起他儿子的名字。山穷水尽之际，记者辗转找到了书同巷现所属的祝寿巷居委会，居委会有档案，其子叫梁赫然（一听就知道其父必是文化人），依然还住在1983年省中医院分给梁乃津的宿舍里。

梁赫然珍藏着几大本老影集，有梁乃津跟太太和儿子媳妇的黑白合影，有梁乃津搂着孙女的天伦之乐，也有他出席会议发表讲话以及给病人看病的照片。

从老照片来看，这个家庭似乎20多年一直没变，家具还是梁乃津置下的老家具，镶着大理石的红木餐桌和沙发，还有塞满了书和杂物的书柜，明显带着20世纪80年代印痕的《松龄鹤寿》挂画，镜框油漆已剥落，梁赫然说，这是别人送给父亲的，一直挂着，从没取下过。家具没变，陈设没变，只是屋子里因杂物、旧报纸或废旧家电的堆积，显得拥挤、陈旧。

屋外的一切都在与时俱进，这个家仍然停留于20多年前，显然这并非是为了缅怀父亲。梁赫然夫妇同为退休工人，从目前的经济状况来看，改善这个家，看起来有些难度。

除了一堆旧物件和那间老房子，“再世岐王”梁乃津到底给后代留下了什么呢？冷风从窗户里灌进来，一声叹息。

家族逸事

生来注定当医生的命

1915年1月18日，梁乃津在广东南海县一户普通人家呱呱坠地，从诞生的这一天起，他似乎就背负了不平凡的使命。说也奇怪，父亲在他面前摆满了医、史、文、哲等各类书籍，他的小手就是紧紧握住医书不放，这似乎暗示了他从医的命运，后来，梁乃津果然成了一代名医。

梁乃津与胃乃安

“胃乃安胶囊”这个名字的由来，还有一个有趣的解读。据说最初的名字叫“胃安胶囊”，有一次一位患者给梁乃津送来一块匾表示感谢，上联是“回春妙手仁心仁术梁乃津”，但却缺少下联。正好广州中药一厂（现为广州中一药业）的一位科研人员在场，当时刚协助梁乃津研制成功了“胃安胶囊”，见到此上联，一时诗兴大发，随口吟道：“金牌胃药名厂名方胃乃安。”大家一听，都觉得“胃乃安”对应“梁乃津”十分工整，且朗朗上口，容易记忆，不禁纷纷叫好。

后来，这位科研人员受了启发，回厂后正式将“胃安胶囊”改名为“胃乃安胶囊”。

开药方前先试吃药

梁乃津喜欢“事必躬亲”，常教导学生“纸上得来终觉浅，绝知此事要躬行”。对于自己开出的药方，用了哪些药，他竟然都亲自试吃过。

有一次，一位学生不解地问他：“老师，你为什么每服药自己都要亲自试吃呢？难道药味有特别效果吗？”

梁乃津微微一笑，讲了一个故事。他说自己年轻时，开药只考虑对症下药就好，从来不理会药的味道。有一次，一位40多岁的中年男子怒气冲冲地闯到他的诊台前，“啪”的一声把三大袋中药摔到了他面前，“这些药我不吃了，留给你自己吃吧！”中年男子很恼怒。梁乃津发现这是自己昨天开出的药方，这个病人当时上焦实热、内有积滞，于是开了“大黄黄连泻心汤”，自己一试吃，才发现药味苦不堪言，难以下咽。

后来，他养成了药方自己先试吃的习惯，但凡经他开出的药，他都清楚药的气味秉性。总是会耐心地嘱咐病人“这个药比较苦，要加一点蜜汁”“这个药比较涩，服用前含一粒乌梅”，不仅考虑药效，还考虑口感。

妙手回春拯救中医

梁乃津一生治病救人，医治了无数疑难杂症，但有一次他的妙手回春，却为推动整个中医的发展起到了关键作用。

20世纪二三十年代，南京国民政府扬言要取消中医，余云岫首先发难，提出取消中医议案，南京国民政府拟正式决议。中医生存，岌岌可危。消息传出，举国大哗。当时某要员只相信西医，大有非取消中医不可之势，刚好该要员有一个亲戚患了肠胃病，遍请西医，疗效都不好，且有越来越严重的势头。有人建议请梁乃津会诊，该要员无奈，同意试试。开写处方时，梁乃津说："安心服药，一诊可愈，不必复诊。"

病危至此，一诊可愈？众人皆疑，据此处方仅服数剂，果如梁乃津所言，该要员这才相信中医之灵验，题字送匾"岐王再世"（中医亦称岐黄之术，岐王是传说中医术最高者），自此再不提取消中医之辞了。梁乃津自此声名远播。

（采写：郭晓鹭）

吴粤昌家族

著书办厂不误行医
衣钵传承世家风范

历史的枢纽

从叛逆到继承

年轻的时候，我们都曾经叛逆过，总要做出点出格的事情，来显示我们是多么的与众不同，比如父母想为你安排一门门当户对的婚姻，你偏偏爱上一个一文不名的穷小子，爸爸想让你读法律，将来好去法院工作接他的班，你偏偏选择了新闻，因为做记者最自由，可以离爸爸的管制远远的。

吴平医生也是这样，他小的时候，爸爸对他很凶，自己家里的书不能随便翻随便看，要借哪本书都要打借条，看完还要写读后感。作为长子，吴粤昌当然希望他能够继承自己的事业，但吴平偏偏是非常反对学中医，而是不可救药地爱上了体育，本来被保送北京体育学院读书，打算做个体育记者的。可是由于父亲坚决反对，只好读医。但为了跟父亲作对，就坚决考西医，这可把父亲气坏了。可谁知天不从人愿，那时是困难时期，很多农民都没有东西吃，但国家规定大学生可以得到一点补贴。有人对此不满，就在学校的伙食里下了毒，全院学生中毒，虽没有生命危险，但吴平的听力因此受损。无法很好地听听筒，也就意味着无法做一个好西医，无奈之下，只好回家跟着父亲学中医。幸好他有古典文学基础，这给看医书带来了方便，再到后来，钻了进去，逐渐对中医产生了浓厚的兴趣。

从处处和父亲对着干的叛逆少年，到继承父亲的衣钵，吴平早已和自己的父亲一样，每天做着治病救人的事情。吴平兄妹六个，有三个在医疗系统工作，甚至连媳妇、女婿都是医生。吴老先生并不刻意安排儿女的婚姻，也从不干涉子女们的感情和婚姻，大家全是凭着共同的兴趣、爱好以及缘分走到一起来的。

虽然年少轻狂的吴平曾经恨过自己的父亲，但现在头发花白的他说起自己的父亲，语气里充满了钦佩："他做过很多事情，现在很少人能够像他那样能吃苦。""我的同学来家里玩，虽然也很怕他，但都尊敬他。"

吴平对父亲的继承还体现在做人的态度上。吴粤昌老先生一生治病救人、著书写文章、办药厂、做杂志，做过很多大事，与许多名人、国宝级的名医都有所来往，后来还做了朋友，但一直低调行事，淡泊名利。吴平也是如此，父亲一手创办的星群制药厂现在发展壮大，成了上市公司，但厂史里根本没提到父亲的名字，作为长子，吴平也没有去争过什么：“公道自在人心，厂里的老员工都还记得我爸爸，这就够了。”

历史上有很多医学世家、武学世家是靠着一些祖传的医学秘籍、武功秘籍一代代维系着，而吴家显然不是。吴家传奇人物——“民国第一女名医”凤英连一张处方都没有留下，她牢记师傅“传女不传男”的师训，没有向自己的子孙透露一丁半点儿的医学知识。吴粤昌老先生也以严厉著称，从来不肯手把手地教儿子如何行医治病，他把毕生所学都写成书籍文章，广为流传，在吴家的子孙之间传承的不仅仅是医术，更多的是一种精神、一种气质。

桃李不言，下自成蹊。

后世访谈

家教严厉，事业不苟

记者：你们兄妹一共几个，有几个人继承了父亲的事业？

吴平：我们兄妹一共六个，爸爸也没有特别要求我们一定要做医生，他很尊重我们的兴趣爱好。我是长子，选择了做医生。我的二弟是个电器工程师。三弟原来在荔湾区卫生局工作，后来改革开放，他就下海自己做了一家广告摄影公司。他的太太是个不错的针灸师，原来在荔湾区第二人民医院工作，现在很多诊所请她去坐诊。有个妹妹在番禺一家医院做高级中药师，她的老公也是医生。还有个妹妹在韶关师范学院教书。

记者：那第三代呢？有没有从事医疗事业的？

吴平：有，我有一个侄女，叫作吴荔，现在祈福医院消化内科做大夫，很勤奋、很认真。我们这一辈的人都很看好她，她一定能够

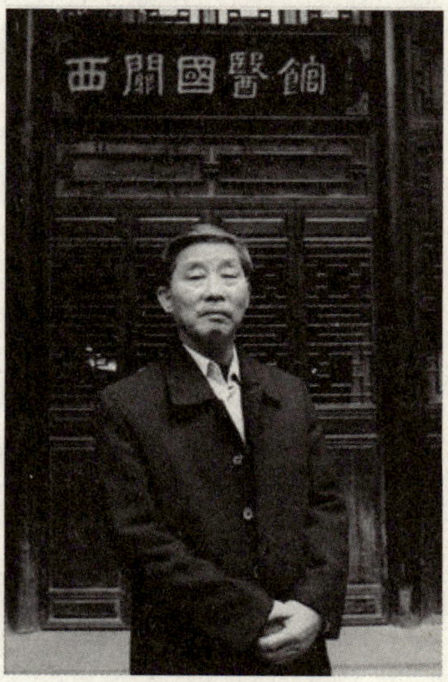

◆吴粤昌的长子吴平

成为一个很好的医生。

记者：你的女儿不喜欢做医生吗？

吴平：做医生很辛苦，要很用功，要看很多书，要能坐得住，我的女儿个性比较活泼。

记者：你有个弟弟的太太、妹妹的老公是医生，是不是你爸爸喜欢选医生做儿媳妇、女婿？

吴平：不是的，我的太太也不是医生。爸爸从来不干涉我们的生活和感情，他对我们的要求只有一点，就是自立，不能向他要钱，要钱他也不会给的。

记者：你爸爸应该有很多书吧？你们还有多少？

吴平：说起家里的书，还真让人有点生气。自己爸爸的书，满满一屋子，足足有一万多本，我们兄妹六个都不能乱翻乱看，而要向爸爸借，还要打借条，看完以后还要写读后感，有什么心得有什么体会都要一五一十地写出来。爸爸也不会告诉我们哪本书是好的，值得我们去读，但他什么书都让我们读，所谓“开卷有益”吧。

不过这些书早都不在了，都被我弟弟卖掉了。当时弟弟家里实在放不下，也问过我们几个兄弟有谁要，我们学医都有医书，一些中外名著什么的也有，结果没人要，于是都被卖掉了。

记者：你爸爸除了读医书写医学论文，还有什么别的兴趣爱好？生活上又是怎样的？

吴平：他基本上算是一个文艺青年，迷京剧，迷粤剧，也迷电影和电视剧，还喜欢看歌剧，比如有场电影7点开始，6点半他一定带着我们准时出门，从来不迟到的。此外，他对中外文学、诗词歌赋也很有研究，并且教育我们研习古典文学，这都是非常有用的，因为中医学的著作全部是古典文献，如果没有扎实的古文功底和古典文学知识是看不懂的。

在生活方面，爸爸则完全是个“小学生”，他什么都不懂。好在妈妈很支持他的事业，妈妈在当时也算得上知识分子，女子贵族学校毕业的。她陪着爸爸查资料、整理文章，无怨无悔的。

记者：“文革”时期有没有受到什么伤害？

吴平：肯定有的。我爸爸开办星群制药厂，又担任董事长，是典型的资本家，不过那时大家的境况都差不多。我记得有一天放学，走十八甫路回家，一路看到三个跳楼的。

记者：你爸爸曾任星群制药厂的董事长，还做过《星群医药》的总编辑，我在网上查到星群制药现在发展得很不错，还成了上市公司。

吴平：好像是这样，制药厂里的老职工都很认我爸。

传授著述，学兼中西

记者：你父亲应该也提倡中西医结合吧，当时还在星群发起了中药剂型改革？

吴平：哦，他们当时是一大群朋友，有些是中医，有些是西医，相互取长。他们的学习，不是玩笑话，真的每晚上课，给对方当学生的。他当时认为中医是有它的优势，但也要了解现代医学。中药是有它的功效的，但它的不足之处是无法量化，而我父亲他们就是想把中药，按照西医剂量的方式做出来。

记者：我看资料上说你还拜过别的老中医做师傅，跟他们学得多一点还是跟爸爸学得多一点？

吴平：对，我曾经师从温病名医宋展歧和胃病专家梁少铭。老中医的脾气都差不多，都是很倔强，问他们什么不直接回答，也不跟你讲述“我是怎么成为一个好医生”的故事，我曾经大着胆子问他们：“老师，药开这么轻能治好病吗？”得到的回答和我爸爸的差不多，都是“自己看书去”。

爸爸对我们要求很严格，我实习的时候跟着他，感受特别深刻。当时他还有两个徒弟，一个是女的，是爸爸一个朋友的女儿，姓张的小师妹，她在诊室里还有一个固定的位置可以坐下来休息一下，而我要一连8个小时都站着，问爸爸问题他也不回答，总是丢下一句话：“家里那么多书，你自己去查。”

我年轻的时候曾经对爸爸很抗拒，甚至有点恨他，直到成家以后才能和爸爸心平气和地坐下来聊一聊。

记者：在治病救人的同时，他也积极从事了很多的出版活动？

吴平：他办杂志，写书，确实是做了不少。比如抗战时期在粤北韶关创办的《广东医药旬刊》。这个时候他才20多岁，这本杂志的影响很大的。当时有许多名中医写信投稿，更有人专程来韶关找他。一见面，才知道，办杂志的竟是一个毛头小子，甚是惊奇。

他不但是一名好医生，还是岭南医药史的专家。他做学问的态度很严谨，当时连风扇也没有，他能一个人躲在小阁楼里看书写笔记，有时候一天只睡两三个小时。那时候没有互联网，查阅资料不方便，他就经常往中山图书馆跑。写一本书或者一篇文章往往要查上大半年的资料，有时候急需要资料的时候拉着我妈妈去中山图书馆，人家已经快关门了他还赖着不走。他就是这样坚持下来的，他有自己的写作计划，对自己的要求很严格，是黑是白总要搞得清清楚楚。

记者：他的代表性书籍你能介绍一下吗？

吴平：第一个就得提到《岭南医征略》。主要是我母亲在帮他，足足一年多，老两口天天去中山图书馆查资料，日夜不停，连饭都是在图书馆吃面包干粮解决。当时我们都要顾家，也没帮什么忙，最多是晚上帮他整理查到的资料。这本书是很重要的，因为广大的岭南地区，几百年间，没有人收集名医资料，未发掘的医术、医案。爸妈用了几年时间终于完成。还有就是《痰症论》《郁症论》等，还有许多获了大奖的论文。

记者：《郁症论》？那个时候吴老就已经对心理疾病有所研究了？

吴平：对啊，郁症论是关于心理或精神疾病的书。他当时就治愈过这方面的疾病，而且非常成功。那个时候还是“文革”时期吧，我父亲回到原籍农村。当地有个年轻的女子，她原本是个非常麻利的女子，据说好像是村花呢。后来因为感情问题吧，变得神志不清，发展到狂躁、打人、脱光衣服。每个给她看病的医生，无论是中医还是西医，她都打，而且还咬人。我父亲回到农村后，村民得知他是医生，就把这个情况告诉了他。他就叫人带他去找那个女孩子，但不能说他是医生，就说是一个远房亲戚过来探亲。然后就跟这个女子聊天，博得其好感后，就借口说觉得她脸色不大好，骗她把手伸出来把脉，开了些药给她吃。当然，还是以心理劝慰为主，大约是让她不要为了失恋而把本来能干的自己弄得如此憔悴，还有让她建立自信。那女子接受后，又吃了药。慢慢地，她就好了。后来还结婚生子了呢。这个结果真是不错啊。

记者：来西关国医馆看病的是不是老年人会多一点？

吴平：也不是，什么样的人都有，老、中、青，甚至外国人都有，我就看过很多阿拉伯、非洲、美国、法国的。

记者：他们怎么知道有西关国医馆的？

吴平：西关国医馆已经和西关小姐、西关步行街、西关小吃一样成为广州市一个著名的品牌。为扶持中医药，荔湾区政府扶持了一批有西关特色的药膳食肆和养生馆，丰富“荔湾中医药一日游”内涵，营造“养生保健到荔湾，延年益寿在西关”的中医药氛围。

家族简谱

凤英，这个家族最早的医生。童养媳出身，因反对这种封建婚姻，逃跑流浪到广州，又累又饿，晕倒在一户人家的门口。这户人家正好是医生，很好心地收留了她，后来又看她聪明伶俐，就带着她一起出诊，使她从一个提药箱的小丫头成长为民国第一女名医。她的诊所开在六二三路上，总是门庭若市，有时候不得不出动警察来维持秩序。

她擅长妇科和儿科，西关很多大户人家的太太、小姐都请她来治病。但在医术上坚持“传女不传男”的原则，所以连儿子吴粤昌的医术也是她另外请了西关的名医教出来的。

吴粤昌（1915—1989），凤英之子，汉族，广东梅县人，广州市荔湾区昌华卫生院中医副主任医师，市名老中医，中华全国中医学会委员，广州中医药大学高级研究班客座教授，美国旧金山医学院客座教授、名誉院长。广东国医传习所毕业。著有《岭南医征略》《景天室医案》《转变期医药新生代》《监床药典序》《中医经验处方集前记》《论中医发展方向》《从新观点看中医问题》《解热剂》《小儿高热病案选辑》等。

吴平，主治中医师，广州市名老中医，吴粤昌长子，西关国医馆主治医师。有丰富的临床经验。擅治时令病、内科咳嗽、胃病、腰痛、高血压、风湿、类风湿、儿科疳积、妇科痛经、带下等病。

吴平的妹妹，现在番禺一家医院任高级中药师。

吴平三弟的太太，擅长针灸，曾在荔湾区第二人民医院任职。

吴荔，吴家第三代传人，吴平二弟的女儿，现在祈福医院消化内科。

史海钩沉

吴粤昌与新中国第一间中药提炼厂——星群制药

1950年3月，在广州市中医药界知名人士的倡议下，我国第一间中药提炼厂——“广州星群中药提炼厂”通过集资组建成功，厂址设在广州市十八甫路89号。

为这间厂奔走集资的中医药界人士在300人以上，时为广州中医公会主席的吴粤昌兼任董事长，张景述任总经理，徐楚生任副经理，丘晨波任厂长兼主任药师。中医药界知名人士何信泉、梁士、杨流仙、杜明昭、杜蔚文、梁乃津、邓铁涛、黄耀燊、司徒铃、罗次梅、胡济生等参与董事会或参与厂内的工作，并延揽了一批志同道合的中西医师、药师、化学师等各方面人才。在外地参加试用和推广的有肇庆的梁剑波、增城的李维纲、汕头的倪克显等。这些人后来都成为名老中医或中医界知名人士。

当时，创业者启用“星群”作为企业名称也是颇有用意的。当年的中药炼剂是一项新兴事业，创业者对自己的事业信心十足。他们预期，星群是首创的第一

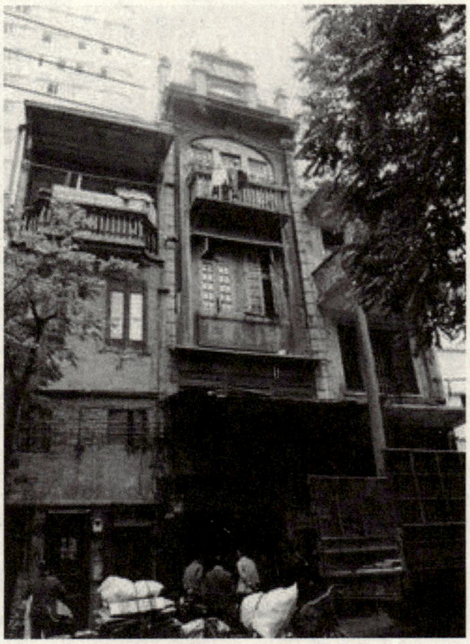

◆星群制药厂曾经的办公室和营销门市部

家中药提炼厂，日后还有第二家、第三家……就像“星罗棋布”。事实上，1951年6月，星群中药提炼厂汕头分厂新张开业，由广州星群厂派出技术人员协助开办，此厂即为现时的汕头制药厂。

为了配合中药剂型的改革，星群制药厂开设了星群联合诊所，为实验制剂和确定疗效的基地，组织了中药剂型改革委员会，创办了《星群医药》月刊，由吴粤昌任总编辑。该刊是新中国成立后最早刊行的中医杂志之一，为中药剂型改革事业在全中国的推动和发展起了重要作用。

（采写：许琨）

谭烘照家族

三代怀抱悬壶梦

父子相携成名医

历史的枢纽

传统中医世家里大写的"孝"字

广州市名老中医谭烘照已90高龄了，活得像个孩子，他的儿子、跟他住一起的谭大刚像他年轻时那样，每天给人看病。一个家庭两代人，几十年来做着相同的事：治病救人。

对外，谭大刚是谭烘照的不二代言人，谭烘照的事迹和临床经验总结均出自他的手笔。在这些写实的记录里，有关谭烘照老人60多年中医生涯的回顾，多数的时候呈现得平实内敛；对典型病例展示的重视，有时因为专业程度超过了普罗大众的接受水平，而让大众媒体在出于公心、展示国粹的宣传时有些力不从心。

"脚踏实地、不事张扬是我父亲的一贯风格。他淡泊名利，生活清淡，谈不上有什么曲折的故事，他一辈子的功夫大都放在临证和用药上了。把临床的道理讲清楚，我爸爸希望我起码要做到这一点。"

对内，儿子岁数再大，也永远是老窦的儿子，这是中国人的父子感情定律。谭大刚是孝子，在他的情感世界里，因为父亲谭烘照在专业上的高超精湛，钦佩的情愫会多一些；而父亲的高寿，又让谭大刚对父亲的爱生出更多的责任。

50多岁的中国男人在表达情感时，心中有数、不点自明，哪怕爱得再深、恋得再切，含蓄总是难免的；传统教育浸染颇深的谭大刚，表达自己对父亲的感情时，就更显出曲径通幽的味道来——荔湾医院古色古香的诊室里，被问及如何概括父子情感时，谭大刚犹豫了一下，然后做了一个50多岁儿子的感情告白："我对爸爸是有好……感……的，我很佩服他。"并不是每个知天命者都还有机会向健在的父亲做表白，谭大刚却只是选择了感情色彩颇为中性的词语，一如他在家族鉴定总结中表

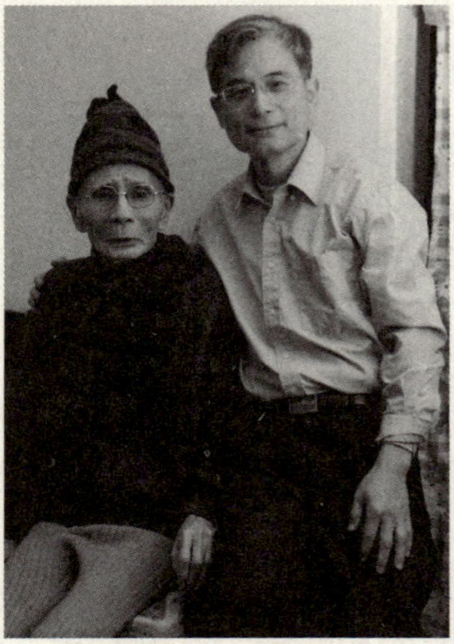

◆谭烘照与儿子谭大刚

现出来的姿态。

对父亲“有好感”的谭大刚，很坚定地履行着孝子的使命。这种履行，自然首先表现在生活上。谭大刚要照顾父亲，所以他不能离开广州，不能离开与父亲共住的90多平方米的房子，他还请了保姆来帮忙照料。

孝子的践行，还体现在专业上。谭烘照多年来一直强调要重视中医古籍的学习和病例的收集分析，谭大刚子从父命，在这两方面颇有心得：“比如说案例吧。不少人说现在的专业杂志比较水，但是静下心来，我觉得其中还是有不少案例值得研究、改进、运用的。我能在网上看案例、学习新东西了，这一点，我超越了我爸爸！”

作为孝子的谭大刚，认为自己对传统的恪守、对中医的痴迷以及为人处世的风格，也来自父亲的影响。谭大刚赞赏父亲低调淡泊的为人原则和处世方式，即便在福利房分配这种现实的利益面前，他也秉着“能得到的自然好，不能得到不强求”的家庭传承，没花精力去争取，更没有做父亲的工作、让父亲出面摆平：“我爸爸有福利房，他让我和他一起住，他无所谓，也不会帮我去要什么。爸爸性格如此，我不怪他。”

孝子不匮，永锡尔类。

后世访谈

『年过半百的儿子正坚定地保护着90岁的父亲。在西关国医馆，当中医谭大刚第一次接受记者采访时，就直言不讳：“不要采访我爸爸了。他岁数大，过于激动就不好了。”

后面的采访中，1955年出生的谭大刚回顾起家族往事、品评中医发展时，偶显出谨慎细致低调的作风，他性格中坚决果敢的一面，则自始至终在保护父亲的态度上体现出来。

“爸爸年轻时看住我，我现在当然也要看住爸爸”，他以自己的独特方式反哺自己的父亲。』

三辈人的中医梦

记者：你和你父亲都是名医，你们家是几代行医？

谭大刚：我们家的上几辈并未从医。我爷爷做生意营生，但是他对中国传统文化、中医很感兴趣，不像别的生意人那样到处联系业务，闲下来就看看书，应该算是儒商了。爷爷要求父亲多念书，就算少吃少喝也要读四书五经。我爸爸接受的是私塾教育，后来爷爷甚至把老师请到家里来为爸爸教课。

记者：这么说，应该也是你爷爷引导你父亲学医的？

谭大刚：可以这么说。我爷爷深谙"出为良相，入为良医"的说法，又不太赞成走仕途，所以支持我爸爸学习中医。1932年，他听说广东光汉中医专科学校在招生，于是让爸爸去报考。爷爷希望爸爸为社会做些有益的工作，中医是很好的选择。

记者：从报考开始，你父亲与中医正式结缘了。能不能介绍一下他的从医经历？

谭大刚：1932年，我爸爸考入广东光汉中医专科学校（五年制），毕业后在广州市德政路开设中医诊所，悬壶问世。

新中国成立后他把诊所迁往十八甫路。1952年，我爸爸参加第三届广州市中医进修班进修并担任学习组长，学习西医课程一年。结业后，他响应政府号召，走集体化的道路，在恩宁路组建蓬莱联合诊所。

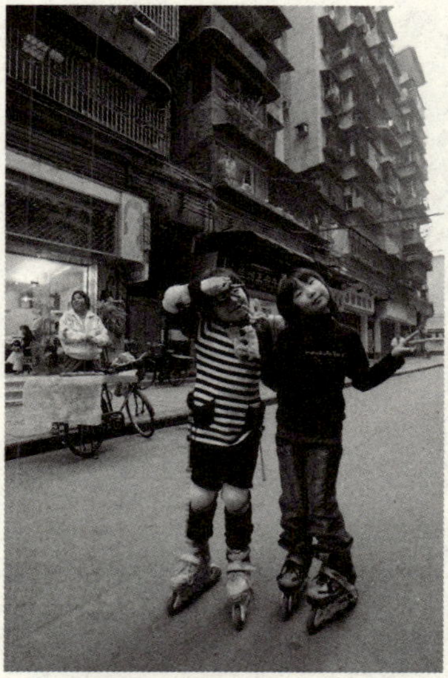

◆德政中路271号担杆巷巷口，20世纪三四十年代，谭烘照曾在此地开个人诊所

1957年，我爸爸转到广州市西区门诊部，诊所其后合并至新建的荔湾区人民医院，他在那里一直工作到1987年退休。爸爸退休后也闲不住，担任了一些社会职务。

工作期间，我爸爸历任中医科组长、中医师、主治中医师、副主任中医师。曾任中华全国中医学会广州分会理论研究委员会委员，荔湾区中医学会理事、荣誉理事，荔湾区医务人员（中医）晋升考试命题和面试主考。爸爸今年90岁了，有些老年病，精神还是比较好。

记者：你父亲声名在外，在家里，是否也要求你学中医？

谭大刚：我们姐弟三人中，我和我大姐谭惠妍是中医，我二姐谭惠慈没有从医。我们姐弟俩是由爸爸启蒙的。但严格说来，爸爸并没有要求我们必须做什么。他在我们年幼时教授我们一些中医理论，主要是希望我们能学些东西，并没有考虑他的接班问题。

记者：当时是怎么教你们的？

谭大刚：“文革”开始时，我读小学五年级，当时学校秩序很乱，放学后，爸爸都会为我们姐弟三人讲些中医基础理论，包括方剂、中药、阴阳之类的东西。我记得那时他要求我们背《药性赋》《汤头歌诀》。

记者：你们这么小，能懂吗？

谭大刚：爸爸在家里教我们时比较古板，强调灌输作用，先念出来、背下来。我们当时年龄小，有些东西搞不明白，但是不懂也得背。这种家里上小课的情况一直持续到我1972年高中毕业。那时，我不懂中医也不感兴趣，但后来有了临床，慢慢地就弄懂了少年时背的那些东西。

我爸爸的高超医术改变了我对中医的看法。他1952年开诊所时，有个患腹水的小孩被母亲领着来看病。小孩的父亲反对中医，与小孩的母亲吵个不停。爸爸顶住压力，用中医为孩子诊治，小孩康复了。后来分析，小孩极有可能患上了肾炎，当时西医治疗这种病，疗效不稳，病情会有反复，而中医治疗效果比较好。小孩长大后我还见过，他从香港到广州来看我爸爸，我听他讲过这段经历。这个病例让我信任中医。

记者：在你父亲的影响下，你走上了中医之路，能否介绍一下你的成长经历？

谭大刚：我1972年高中毕业于广州市第七十中学，后来被保送至当时的广州市第二卫生学校学习西医，1974年毕业后，我到市医药卫生研究所工作，主要搞生化基础研究。1977年，我争取到机会去市卫生系统举办的一所大学学中医，1979年毕业后，我又回到市医药卫生研究所工作。这个单位主要搞理论研究，没有临床的机会，这让我非常苦闷。因当时中医基础研究还没起步，而不搞临床自己也很难进步。经过争取，我进入当时的荔湾区人民医院工作，也就是现在的广州医学院荔湾医院。

2000年，我被荔湾区人民政府授予“荔湾区名中医”的称号，现在每周还会定时到西关国医馆应诊。

53岁的儿子和90岁的老窦

记者：你父亲身体怎么样？现在还为病人看病吗？

谭大刚：爸爸90岁，已经不看病了，天天待在家里，精神好的时候就看看唐诗宋词，还是比较注意锻炼自己的脑子。80多岁的时候，爸爸经常对病人说，你们看病就找我儿子吧。我和姐姐是医生，遇到疑难问题能得到父亲的提醒而茅塞顿开。近些年，爸爸岁数大了，也有些脑血管硬化、便秘之类老年病。

记者：你爸爸行医一世，诊治过很多病人。他自己怕死吗？你担心他的身体吗？

谭大刚：我爸爸是医生，很明白新陈代谢的自然规律。他不怕死，80多岁的时候就总念叨“人总是要走的”，应该是看得开的。

我爸爸经常便秘，他很重视这些毛病。我就帮他开个方子，煲了药给他喝，效果还不错。有时候爸爸也会根据他自己的感觉，提醒我对药方进行一些调整，我也接受他的意见。我和爸爸住在一起，有时间就多陪陪他。

记者：确实是孝子。会不会觉得压力很大？

谭大刚：老实讲，我觉得压力很大。我是典型的“上有老，下有小”。爸

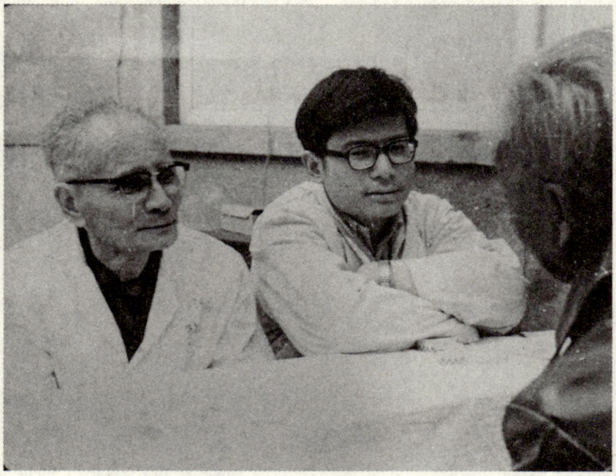

◆谭氏父子80年代中期，在逢源街市第三工人文化宫门前义诊

爸老了，身体差了不少，我必须看着；老小老小，说话啰唆，有时候就跟孩子一样，也认定要我陪着守着盯着。爸爸不满意的时候不发脾气，但做儿子的我心中有数，只能尽量顺着他。我的女儿在广雅中学读高三，我要管着她，还要供她以后读书；我自己还想在个人的事业上再上一层楼，争取在中医工作上做出更多的成绩。

中医强调传统，多数中医家庭也很传统。爸爸年轻时看着我，我现在当然也要看住爸爸，我告诉自己不要逆父亲的意思，他不高兴我也难受。我爸爸很传统，我也一样。我的不少同学在国外功成名就，邀请我去国外发展，但我要守着爸爸，爸爸也要我守着他，我哪里都不去。

记者：你喜欢你的父亲？或者可以用别的什么词，概括你对父亲的感情？

谭大刚：我对爸爸是有好……感……的，我很佩服他。有些方我不敢用，因为有些药有毒性，爸爸说“怕乜嘢，用”，我就感觉有了底气，我就敢用。有他提点，我就更有信心。

记者：从家学传承的角度看，你觉得在专业上你从你父亲身上获得了哪些启发？

谭大刚：我爸爸学术造诣深厚、临床经验丰富，在专业上的突出特点是重视研究中医古籍，对《伤寒论》《金匮要略》等典籍的研究颇深，兼采各家之长，尤其推崇张景岳、李东垣、叶天士等医家的学术观，擅长中医内科，对治疗妇、儿科病也有心得，在治疗乙型肝炎、前列腺肥大、月经病、小儿夏季热、慢性荨麻疹等病时有独到之处。

我在爸爸的耳提面命之下，时常认真研读《伤寒论》《景岳全书》《临证指南医案》等典籍的基本观点，结合实际，融会贯通，重视阴虚学说，长于运用养阴补津法，善于运用补肾健脾活血法治疗老年病，对颈椎病、脑动脉硬化引起的眩晕治疗积累了较多的临床经验，治疗外感热病，宜早用解毒凉血，以求截断扭转病势，强调运用祛风化痰、宣降肺气治疗咳嗽。

记者：不少中医家族都面临家学传承问题。你和你姐姐的子女，有没有学习中医的？

谭大刚：我大姐谭惠妍有个儿子，正读大学，学的是市场营销专业；我二姐谭惠慈也有个儿子在读大学，学的是法律专业。我的独生女儿在广雅中学高中毕业，通过高考到广州中医药大学读书，学习中医专业。我爸爸很希望她做中医，告诉她“中医能帮助别人，也能帮助自己”。我女儿的选择，算是完成了他老人家的心愿。

记者：你有没有带学生？

谭大刚：我和我爸爸都带过一些学生。我爸爸热心于临床带教工作。无论是医学院校实习的学生，还是西医学习中医的老专家、老教授，他都一视同仁，根据不同学生的特点和教学大纲要求，循循善诱，因材施教，引导他们在实践中加深对中医的认识，增强他们学习中医的信心和兴趣。多年来，经我爸爸带教的学生数以百计，其中不乏各医疗单位的学科带头人。我担任了荔湾区中医师带徒工作的带教老师，在中医继续教育的新经验方面做了一些探索。

记者：对学生们有何期待？

谭大刚：我希望对中医感兴趣的年轻人，要相信中医一定会有美好的未来。在实践上，要重视研读中医古籍，同时也要重视对病例的研究。

家族简谱

谭烘照（1918—2008），广东省东莞市人，广州市名老中医、副主任中医师。擅长中医内科，对治疗妇、儿科病也有心得，在治疗乙型肝炎、前列腺肥大、月经病、小儿夏季热、慢性荨麻疹等病时有独到之处。

谭大刚，1955年出生于广州，现为副主任中医师、荔湾区名中医。擅长诊治呼吸系统疾病、脑血管病及过敏性疾病，尤对咳嗽、眩晕、偏头痛、过敏性荨麻疹、慢性湿疹等病症的治疗有独到之处。

家族逸事

谭烘照巧用中医经典

有一中年患者因黄疸在广州某医院治疗，疑为胰头癌，须行手术治疗。患者因为害怕手术，辗转找到谭烘照。

谭烘照认为其症候特点与《金匮要略》所描述的“女劳疸”相似，于是以消瘀逐水、补益肾阴两法交替使用。治疗三个月后，病人黄疸消退，诸症消失，其后十年一直未见复发。

谭大刚善治咳嗽

谭大刚在中医辨证施治的基础上，配合中药现代药理研究观点，拟定处方，用于治疗，效果很好。例如治疗过敏性咳嗽，他就认为其临床症状具有风痰的特点，在祛风化痰、宣通肺气的基础上加入具有抗过敏功效的中药，就能很快止咳。

谭大刚曾治疗一位女性病人，该病人反复咳嗽，在美国治疗半年、效果不好，专程回国治疗。谭大刚用上述方法治疗，病人服了6剂药，10天就止咳了。

（采写：蒯威）

梁念祖家族

莫疑医道日不振
家传师带成大器

历史的枢纽

中医父子出名门 爱业敬业好搭档

与梁医生约好下午3点半在广州市第二人民医院中医科见面，怕路上塞车，我早早到了那里，在医院的长椅上睡了一觉，就开始饶有兴趣地打量起这家医院来，候诊区的木制长椅、狭小的卫生间、阴暗的走廊，这一切都带着上个世纪的烙印，与我之前到过的中山大学附属医院、广东省人民医院、珠江医院等比起来，广州市第二人民医院简直可以用“简陋”两个字来形容，但就是这间医院，梁家父子俩一干几十年。

中医科设在医院的四楼，墙上照例挂着医生们的简单介绍，梁念祖医生也在其中，上面的职称是副主任医师。中医系列的采访，从前几年的广州脸谱名老中医系列到现在的名门望族中医世家，总结一下，广州的中医基本可以分为两类——科班出身的和名门出身的，梁念祖属于后者，他只有高中学历，自幼跟着父亲梁端济学医，从来没上过正规的医科学校，唯一可以称之为文凭的就是在1962年曾经参加过卫生局举办的中医师考试，获得了一纸资格认证。不过比较有意思的是，那次中医师考试，是第一期也是最后一期，以后就开始“文化大革命”了，然后恢复高考，有了正规的医科大学，卫生局再也没有举办过类似的考试。

梁念祖23岁被聘请进医院的时候，人事科也很为难，一没学历二没资历，唯一的资本就是有一个医术高明、德高望重的老爸，人事科问他在待遇方面有什么要求，梁念祖也比较想得开，“年轻人干事业，待遇什么的都无所谓”。后来人事科决定让梁念祖享受大专待遇，每个月的工资是51块，当时他父亲的工资是179块。已经为人父的梁念祖家里有一个嗷嗷待哺的小女儿，51块还不够养家糊口，还靠父亲的工资来补贴家用。

事实上，广州很多第三代、第四代的中医已经有意识要成长为家族历史的代言人，他们想把家族的兴衰发展整理出来，让祖辈、父辈们留下来的秘方、歌诀、医案进一步发扬光大，但是从小耳濡目染，淡泊名利已经根深蒂固地成为了他们为人处世的一种准则，梁念祖也很谦虚地说自己只和父亲学到了医术，没学到诗歌。坐在我面前谈话的他表现得有一些拘谨，但从他亲自撰写的父亲生平事迹上可以看出他对父亲的尊敬。写这篇文章的时候，我查阅了一本《近代西关岭南名医》，发现上面有关梁端济医生的介绍也出自梁念祖的手笔。

后世访谈

『一直以为，要走进这些老中医的精神深处，不但要到他们工作的地方，更要去他们生活的地方，与十三行商人等名门望族的深宅大院、庭院深深比起来，这些老中医的家可能只是小巷里面的平凡人家，一套不足100平方米的福利房，但其中有他们生活的点点滴滴，而正是这些不起眼的事物，无声地诉说着一个家族几代人的故事。

但当我提出要去家里看看的时候，梁念祖医生却说自己家里太乱，路又不好走，与我约了在广州市第二人民医院中医科见面。采访在中医科的一间小办公室里进行，屋里是老式的木头沙发，外面是嘈杂的机器轰鸣声，坐在我旁边的梁念祖表现得有一些拘谨，但谈起自己的祖父和父亲，梁念祖还是比较兴奋。因为事先做过沟通，梁念祖整理出一份父亲的生平事迹，工工整整地用黑色钢笔抄写在四张稿纸上面，字迹苍劲有力。』

祖父父亲对病人一视同仁

记者：你的祖父梁湘岩似乎很有传奇色彩，你知道他是怎样走上从医道路的？

梁念祖：关于祖父的记忆我大都是听我的父亲讲述的，听说他年轻的时候曾经在乡下给一户大户人家做账房先生，工作比较清闲，但他有一个理想，就是治病救人。闲暇时间他就经常自己找一些书来读，其中有很多医学著作，也有一些介绍现代科学的书籍。有一段时间村子里闹鬼，有人传言说在村子里的池塘里亲眼看到了鬼，大人小孩都不敢去那里，大白天从那里过都绕着走。我的祖父因为读过很多书，就偏偏不信这个邪，一个人勇闯小池塘，破除了当地的封建迷信。除了自己读书以外，祖父还四处拜访名医，学习医术，后来就有人找他看病，慢慢成为了一个医生。在30年代的时候，广州的中医很昌盛，当时的龙津路被称为“中医一条街”，我的祖父因为医术高明，擅长文笔功夫，在其中小有名气，还曾经担任过广东中医药专门学校教师、广东中医公会编辑、广东出席南京中央国医馆成立大会的代表之一。

在全国性中医风潮中，祖父执笔起草《告海内外同胞书》，影响很大。祖父医著有《中医病理学讲义》《针灸学讲义》《医学明辨录》等，临症以内科杂病见长。

记者：梁老先生被称为“中医秀才”，这个称号是怎么得来的？

梁念祖：这个可能是别人给他的称号吧，具体的情况我也不是很了解。听我父亲说祖父的文学修养很高，书法、诗歌都特别精通，家里还有他留下来的一些医案，文笔、字迹等值得称道。广州很流行的《汤头歌诀》，我祖父也曾经参与了编写，把复杂的中医知识用简单易懂的歌谣表述出来，读起来朗朗上口，便于传唱，在推广中医药知识方面做出了贡献。这些《汤头歌诀》也是非常实用的，对老百姓的日常生活很有指导作用。

记者：你和父亲是不是也得到遗传，擅长诗歌文字？

梁念祖：我父亲也非常博学多才，爱好诗词歌赋，不但熟读唐诗三百首和古典文学，而且常常以诗文会友，谈古论今。父亲曾经创作过一首《中医吟》，具体内容我都不记得了，现在只能背出其中的几句，“中国医学兆神农，苦心孤诣尝百草。医学圣明称鼻祖，三品调分上下中”。整个诗歌非常长，大概和《长恨歌》差不多长。

记者：你呢？是不是也很擅长诗歌？

梁念祖：我比较笨，只学到医学，没学到诗歌。

记者：除了医学，你的祖父和父亲在为人处世方面对你有什么影响？

梁念祖：我父亲是一个受人尊敬的医生，他对我的影响很大。比如他对待病人的态度，如同亲人一样，不论富贵贫贱，职位高低，都一视同仁，礼貌热情对待，对那些经济困难者，常常赠医赠药。特别是新中国成立以后，父亲有感于党和政府重视、扶持中医的政策，工作倍加勤奋，不计较个人得失，不知疲倦。

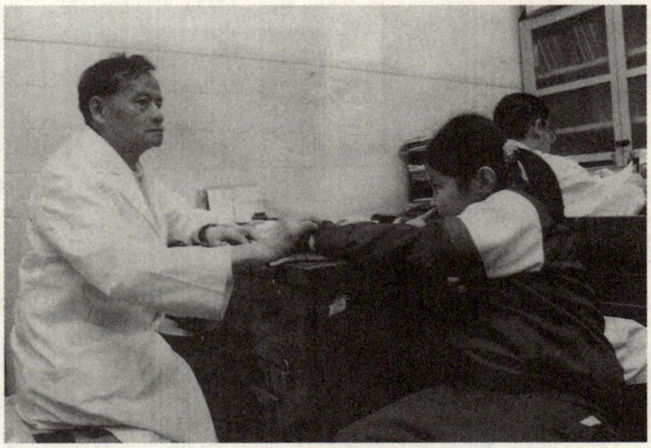

◆梁念祖在给小学生把脉

23岁进入市二院至今

记者：你父亲创作《中医吟》是不是为了让你更好地学习中医知识？

梁念祖：算是吧，父亲创作的《中医吟》确实浅显易懂，朗朗上口。没有流传下来挺可惜的。

记者：你们家学渊源，家里应该有很多医学方面的藏书吧？

梁念祖：我的父亲一生颠沛流离，日本侵占中国的时候，他也曾经到过香港，很多藏书都散失了，这也是没办法的事情。

记者：你不是科班出身，没什么学历，当初是怎么进入第二人民医院做医生的？

梁念祖：当时应该是比较缺人才吧，院长知道我一直跟着父亲学医，就提出聘请我来医院做医生。我唯一的资本就是1962年的时候曾经参加过卫生局举办的中医师考试，获得了一纸资格认证，不过比较有意思的是，那次中医师考试，是第一期也是最后一期，以后就开始"文化大革命"了，然后恢复高考，有了正规的医科大学，卫生局再也没有举办过类似的考试。

记者：当时你多大年纪，还记得做医生第一月的工作是多少钱吗？

梁念祖：记得，我当时才23岁，是全医院最年轻的中医师，一没学历二没资历，医院还算比较照顾我，让我享受大专待遇，第一个月的工资是51块。因为我结婚比较早，23岁的时候已经有一个嗷嗷待乳的小女儿了，51块钱还不够养家糊口，我只好和父亲住在一起，靠父亲的工资来补贴一点家用。

记者：最近几年中医重新受到重视，广州市政府还提出恢复当年"中医一条街”，西关一带也多了一些古香古色的中医馆。你有没有想过下海，自己开一间中医馆？

梁念祖：我对这个医院还是比较有感情的，这是我人生中的第一份工作，也是唯一一份工作。过去当中医的待遇很一般，也有一些工厂聘请我去当医生，我也没去。

记者：你的妈妈是不是从事医疗行业的？那时候是不是很流行志同道合，为了一个共同的目标走到一起来？

梁念祖：不是，我的妈妈是家庭主妇。

记者：你的兄弟姐妹中有没有做医生的？

梁念祖：我有一个姐姐，在卫生院的药房工作，也算是在医疗系统中吧，还有两个妹妹，一个在加拿大，一个在香港，真正继承家族事业做医生的也只有我一个。

记者：是不是因为你是儿子，父亲对你的要求比较严格？

梁念祖：从小父亲就让我读《伤寒论》《黄帝内经》《金匮要略》这些医学著作，还有上千条的《汤头歌诀》。不但熟读，还要背出来，开始的时候我的兴趣也不大，因为这些书很枯燥，我经常偷偷地跑出去玩，后来长大一点，知道不读不行，我亲眼看到病人们对父亲的尊重，也想成为一个像父亲那样的人，就开始发奋读书。

记者：你的子女有没有做医生的？

梁念祖：我有两个女儿，一个在香港做工人，一个在英国做医生。

记者：你没有为女儿设计人生吗？

梁念祖：学不学中医全靠个人的兴趣，如果没这个兴趣，就很难培养，不过她们看到很多人来找我治病，效果也不错，对我还是很佩服的。

记者：你的女儿有没有读过什么医科学校？

梁念祖：也没有，她也是高中学历，主要是跟着我，也跟着我父亲学习医术。

记者：那后来她为什么选择去英国做医生？是不是和当时流行的“出国潮”有关？

梁念祖：也算是机缘巧合吧，她的男朋友在英国，后来就跟着他一起去了英国。走的时候还是20世纪80年代，现在已经20多年了。

记者：外国人现在很相信中医，你女儿的事业应该发展得还不错。

梁念祖：还可以吧，我女儿十几次叫我去英国，我一次都没去，到最后她都不高兴了。

家族简谱

梁湘岩（1873—1935），名慕周，广东南海人，广州医学求益社同人，任广东中医药专科学校教师，广东中医公会编辑主任，广东出席南京中央医馆成立大会代表之一，擅长文笔功夫，有“中医秀才”之称，在全国性中医风潮中，执笔起草《告海内外同胞书》，影响很大。医著有《中医病理学讲义》《针灸学讲义》《医学明辨录》等，临症以内科杂病见长。

梁端济（1919—1990），广东省名老中医，主任中医师。自幼秉承庭训，学有所成，后入广东中医学校，于1928年毕业。在广东韶关广生善堂悬壶，1930年转至广州市行医，1958年加入广州市西区大联诊所，同年9月调入广州市第二人民医院工作，直至退休。

梁念祖，广州市第二人民医院副主任医师。幼承家学，加上多年的经验培养积累，在治疗各类顽固性咳嗽、慢性先后荨麻疹、带状疱疹（生蛇）、慢性肾炎、溃疡病等方面很有研究，曾获“广州市科协优秀中国论文奖”等奖项，并在全国中医药优秀论文专辑发表《中医治愈巨大卵巢囊肿一例报告》等著作。

家族逸事

父子齐出诊，两人都加班

作为一名医生，梁端济治好了许多人的病，但他自己也是一个病人。医术高明、德高望重的他每天门诊病人基本都在100人以上，为了更多地帮助病人解除痛苦，他经常提早上班，推迟下班，常年的操劳使晚年的梁端济身患高血压、白内障等多种慢性疾病，眼睛近视的程度超过1000度。但他为人乐观豁达，性格爽朗，以革命的乐观精神去战胜病魔，并常常以自身的例子来劝导病人，使不少病人深受影响。

许多人慕名找梁端济求医问药。当时医院实行的是固定工资制，干也是36块，不干也是36块，加班也没有任何补助，更没有一分钱的奖金，医院有人说他傻，梁老先生也毫不在乎，继续坚持自己的做法。

梁念祖23岁被广州市第二人民医院聘请为中医师，当时医院很多医生都是四五十岁的年纪，梁念祖成了全医院最年轻的中医师，和父亲同在中医科坐诊。刚开始的时候，病人们看他怎么年轻，都不愿意找他看病，梁念祖坐了一阵“冷板凳”。

5个月过去了，情况开始发生了变化，原因是找那些老医生看病的人太多了，特别是梁念祖的父亲梁端济医生，每天门诊常常不下百人，病人一等就要好几个钟头。后来有病人听说那个年轻的小医生就是梁端济医生的儿子，就抱着试试看的态度来找他看病，结果发现效果还不错，小医生对病人的态度也挺好，后来一传十、十传百，找小梁医生看病的人慢慢多起来，有时候也排到了100多号。梁念祖开始像父亲一样加班加点，中午忙到1点多，晚上六七点了还在为病人看病，肚子饿了，精神也很疲劳，但想到那么多病人还在等着，就坚持下来。医院的人又开始笑他们：“不愧是父子俩，一样都是傻瓜。”

（采写：许琨）

冯耀南家族

一生耿直不求名利不逐官场
两袖清风只留药理馈赠后人

历史的枢纽

为人从药绝不欺世

关于老药工冯耀南从药之前的乡下生活，并不为人所知晓，说起其祖上家世，除了后代的隐约记忆，剩下的也就只有档案里记录的零碎片断：新中国成立后的土改时期，他家被评为“贫民”；在20世纪公私合营的人员转业时期，家乡的人民公社对他的评定是：农民出身，没参加什么反动组织，没干过什么坏事。

只在乡下读过几年私塾，10多岁就跟随父亲冯觐忠来到城市的冯耀南，明显带有乡下人的印记：憨厚、诚实和耿直。纵观他的从药生涯，可以说这样的印记伴随着他一生。

正因为性格问题，他在新中国成立前的打工生活略显坎坷。在广州的药行里打工，他曾屡次与药材行老板发生摩擦。开始在协安药行，因不满老板的严重剥削和顽固作风被除职；接着在万和昌药行当司厨，因被说煮菜不好吃而主动辞工；后来经父亲介绍在裕昌和药行打杂，由于与老板发生意见冲突而被解雇。每次的摩擦过后，都以他被解雇或者自己辞职告终。

需要指出的是，虽然他从事的只是药行里的什工，打杂、司厨等，但在冯耀南这10年左右的药行打工生涯里，他积累了大量的中药材知识，为他于新中国成立后的从药之路打下了坚实的基础。一方面，这得益于父亲的传授；另一方面，则得益于他的好学和勤奋。

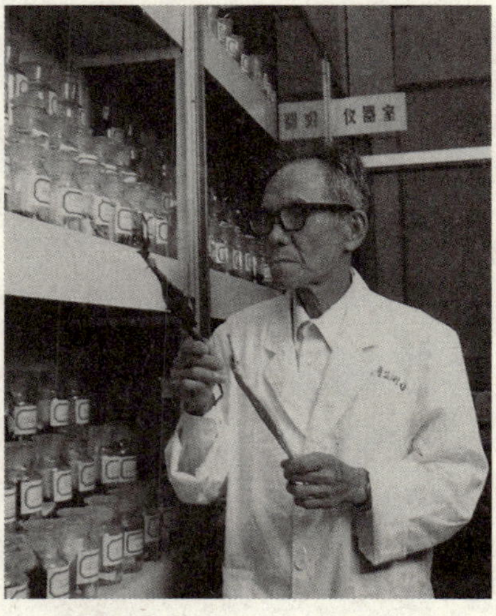

◆冯耀南

20世纪50年代中期，国家实行公私合营，冯耀南也成为千军万马转业队伍中的一员，从旧药行被分配到广东省药材公司工作，从事药材的验收和采购以及质量检定。在市场经济波及中药材市场的浪潮中，他也很快成为极端稀缺的技术型人才。后来，在“采取紧急措施抢救老中医药专家的学术经验”活动中，他被国务院评定为中药方面广东省三位专家之一。

有人曾这样比较广东省的三位老药工：刘明好舞文，在文学上的修养不错，适合当官、抓药材管理；刘俭跟冯耀南则主要在药材检定方面抓得多，不过相对而言刘俭文章写得好，所以也兼顾抓生意经营这一块，而冯耀南则是地地道道的技术型人才。

“文革”时期，当全国上下的批斗开展得如火如荼的时候，作为国营公司的小职工的他，还在仓库里诚诚恳恳地做药材验收，并风尘仆仆地赶往大西北采购药物。那个时期，他知道不能说的话就不说，不该管的就不管，做好自己的事情就好了，政治与他无关。

“文革”过后，人家开玩笑说他混了那么久都没当上一个科长，他说算了，没所谓；后来，人家叫他入党，他说不搞这些了，一把年纪了就不入了；改革开放，公司给他评了级，人家跟他说你这个级别可以分到很大的房子，他的回答是够住就算了。但是，每当药材市场一有事，一叫他，即使是天黑他都会跑去一趟。

作为后来者，从广州旧药行到国营药材公司，我们在冯耀南身上，看到了一条非常纯粹的老药工之路，并从冯耀南与女儿、孙女三代人的教育中，我们看到了独立于中药材之外的关乎憨厚性格与诚实品格方面的家族传承。

后世访谈

『冯婉华，冯耀南的唯一子女，如今也从事药材行业的工作。就像冯耀南小时候教育自己一样，她对自己的后代也并没有特别要求，她对女儿的教育很简单：跟爷爷（冯耀南）学习，做好学、诚实的人，仅此而已。

黄文青，广东省医药集团副总经理。20世纪90年代，在“采取紧急措施抢救老中医药专家的学术经验”的活动中，他是政府指定冯耀南带的其中一个弟子。

冯婉华说：“我和他（黄文青）都像一家人一样，我爸爸没儿子，基本上都当他是亲儿子了。而我的随和性格得益于父亲，跟他生活了那么久，他对什么事情都不计较的，我很受影响，也大大咧咧的。”』

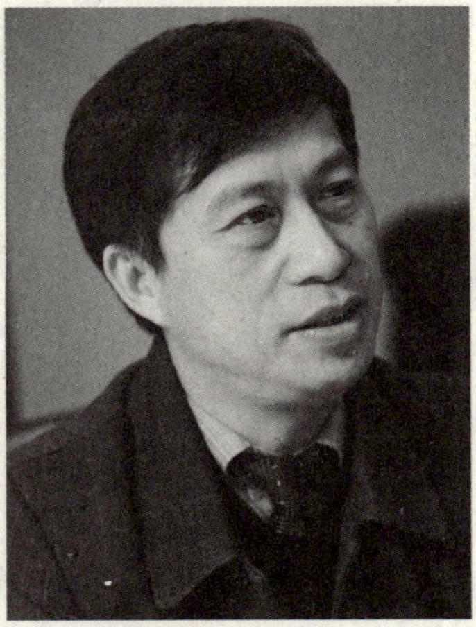

◆黄文青，广东省医药集团副总经理，冯耀南的弟子

“中药活字典”兼“黄埔军校”老师

记者：冯师傅出生在三水，当时为什么到广州？

冯婉华：父亲乡下的家里是耕田做农民，而我爷爷（冯觐忠）很小的时候就来广州的药材店帮人家打工了。父亲在乡下读过几年私塾，最早是我爷爷带他来广州的，也是十岁多一点，很穷，没得吃，很多小孩都来城里打工。后来父亲他好像去过澳门一小段时间，香港也去了。那是在新中国成立前，他本来打算去澳门、香港打工，但据他自己说那边混饭吃更难，香港和澳门都比广州还乱。

记者：冯师傅到广州打工，一开始就做药？

冯婉华：对，一来广州，他就做这一行的了，没改过其他职业。以前的事情，我们都不清楚，听说开始的时候，他曾跟爷爷在裕昌和药材店做，还听说那药店是邓铁涛父亲开的。后来，他还到过一间叫信义和的药材行做过，那段历史我知道的就这么多。再接下去，就到了20世纪50年代的公私合营时期，他进了省药材公司。

记者：他的中药知识是怎样学的？

冯婉华：除了自学，他主要是跟爷爷学，因为爷爷从小就混药材行业，对一些东西都比较熟悉。但是爷爷1959年左右就去世了。

黄文青：冯师傅的记忆力很好很惊人，被行内人称为“中药活字典”，关于中药材的来源、产地、使用、加工等，你什么时候问他，他都可以回答。他虽然很有经验，但平时很注重再学习，吸收现代科学。现在的药材检定往往没以前那么简单，而要靠很多的科学手段和仪器，从单纯的经验检定，到理化检定，发展到现在的指纹图谱，他反过来认真地向我们这帮弟子学习。

记者：公私合营之后，他在药材公司主要负责什么？

黄文青：他一进来就做仓库保管、商品购销和质量检定。另外，他还做过药材培训，当过老师。市场经济刚开始的时候，各地大量的商业单位、药厂非常需要质量把关方面的人才，但是药材的检定需要时间的积累，单纯的理论是很难走得通的。他几十年的从药生涯积累了很多经验，无论是药材的产地还是规格，他都很熟悉。广东省中药产业各个方面的人士来向他咨询，他能帮的都帮。那时候我们跟冯师傅成立了“广东省中药材质量检测站”，冯师傅任技术顾问，我们以检测站的名义向全省乃至全国举办了17期“中药材真伪检定学习班”，为全国的药厂、商业、药检部门培养了几百人.可以说，在教育方面，冯师傅也为全国中药材检定应对在市场经济波及下的药材业发展起了重要作用。

记者：听说那时候的药材公司都办有附属学校？

黄文青：那时候公私合营，很多私人的药店、药铺的人员都组合在一起，成立药材公司，但药检师的素质普遍参差不齐。20世纪六七十年代，药材公司旁边会辅设一个职业学校，隶属于药材公司，现在都逐渐发展为中专、大专，并且都独立出来了。那时候省药公司的附属职业学校我们叫药材技工学校，冯师傅就是学校的主讲老师，包括刘俭师傅也是。现在，学校出来的很多人员都是目前广东省药材界供销、质量鉴定人才，所以那时候药材业界也把职业学校称之为药材行业的“黄埔军校”。

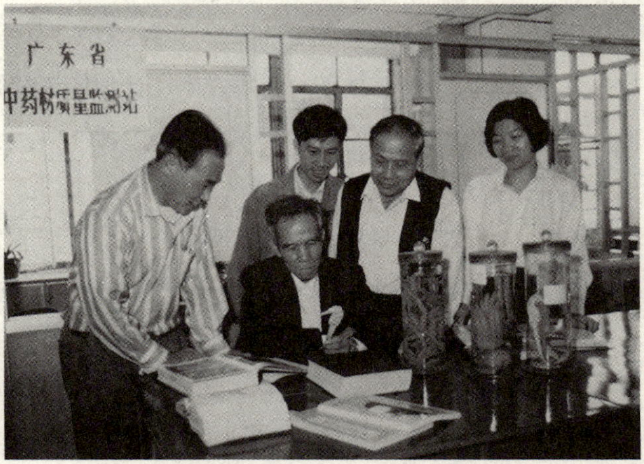

◆冯耀南（前排坐者）讲解中药材

药材鉴定高手从不受商家利益干扰

记者：他经常要出差到外地采药？

黄文青：国家每年都有全国性的药材计划会议，国营实行按计划统一采购药材，他经常要去产地收购药材，有时候到西北一住就几个月，那时候物品供应不是很好，粮票也紧缺，每个人出差都要自己带米、带锅、带一个小煤油炉，以便自己煮饭。听他说，有时候在火车站等车要等很久的，怕煤油炉被偷，每次要拿铁链绑住才敢睡觉。其实，这段往事在新中国成立后的药材界特别是老一辈药材从业人员中是很有共鸣的。

记者：计划经济时期的药材市场跟现在有什么区别？

黄文青：以前计划时期，国家统一分配统一对药材进行定价，形成指导价，我们药材公司要做的事情只是看看货到了没有，要是到了，就检验一下，不合格就退货，就让火车拉回去，很简单，而且用的都是国家的钱。从商业流转的制度来讲，现在跟以前不一样，以前一定要通过进出口公司，现在就不一定，现在凡是进口的药，都要由口岸的药检所检定。80年代，各地都在进行市场经济改革，药材市场也放开了，自由贸易和商品流通比较活跃，从量上也比较大，南药北药的来往变得非常频繁，所以药材验收更为重要，对药材商业的影响逐渐加大。冯师傅在这方面从来就是秉公办事。我记得有一次，一个从四川过来的药贩子，带着好几麻袋的熊胆。虽然说熊胆的检定一般是通过外形，但胆质的鉴别得靠经验，冯师傅根据经验检定不完全是熊胆，而是掺杂了其他动物的器官，对方想给冯师傅好处，希望他能通融通融，他最后坚决不让。

记者：药材市场放开之后，假药也随之增多？

黄文青：市场经济的药材市场肯定比计划经济时候的假药多。市场经济开展以后，由于我们的法律、监管意识跟不上，所以假药增多得很猛。影响巨大的高丽参事件也就是一个典型例子。

记者：“高丽参事件”是怎么回事？

黄文青：20世纪80年代中期，那时候国内的高丽参主要从韩国进口，但关于高丽参的检定，标准不清晰，因此检定经验非常重要。有一次，有一批高丽参经某药检所检定是真品，但冯耀南根据自己的经验，判定是假品，商业单位一般希望冯师傅出一个“是”的报告，因为高丽参是稀缺药材，买进来卖出去就有钱赚，甚至某些商业单位的领导都希望赶快做成这个高丽参的买卖，但是，冯师傅坚持他的判别观点，而药检所却死要面子，也坚持自己的检定结果，闹得大家也都对冯师傅有意见，为什么有意见？因为药检所既然判别了是，对药材单位是有益的，有了这个“通行条”你拿进来之后就可以发财。时隔半年之后，天津那边又进口了一批一模一样的高丽参。天津口岸药检所判别不是真品，供应商才自己出来澄清事实，说那些高丽参不是原产地，而是香港加工制成的。这也证明了冯师傅之前的判断是正确的。这事情在全国范围内引起了很大的反响，也惊动了国务院和国家卫生部，致使卫生部决定重新制定高丽参检定标准，并请冯作为标准制定专家。

记者：冯师傅的性格和为人怎样？

黄文青：冯师傅人比较耿直，从不看领导的脸色，也不受商家的利益干扰，只看药材的质量。改革开放以后，药材问题增多，很多老师傅通过这个时机获得很多好处，诱惑对冯师傅来说也是很多的，但他都拒绝了那些可以让自己荣华富贵的机会。很多人请他去产地看货、检验产品，是有风险的，因为通常货品很多，一不小心可能就出错，但他不怕承担检验风险，而且不收报酬，有时间都会去，很乐意，他就这个性格，很适合做中药，特别是做质量检定这一块。行内对他待人处事的评价是：毫无保留。无论是谁去家里求他办事，请教他关于药材的问题，他都会很仔细地跟你说，帮你解决问题，因此全省乃至全国药材界的人都非常熟悉他。

拟定中药材规格标准通行国内到东南亚

记者：中药的地方差异性强，公私合营之后，药材行业怎样定价？

黄文青：广东省以前是属于中药材消费的大省，药材销量一直排在全国前列，除了本地的使用，还有出口贸易，东南亚的药材出口都要经过这里。70年代初的时候，《广东省中药材规格标准》就是冯师傅起笔的。《广东省中药材规格标准》不单在国内用，也用于东南亚的药材进出口。国家计划体制和过渡期，就是通行地方标准，这个地方标准不单是用药标准，甚至是价钱、规格，它都有形成一个标准。现在是价钱来主导，以前是规格为主导。

记者：他主笔的《广东省中药材规格标准》使用到什么时候？

黄文青：中药的地方标准跟全国标准严格来说是有区别的，中药的传统性很强，而且南北区分也非常大，药品法出来以后，国家逐渐开始做这个中药材标准统一的工作。后来到80年代，全国也出了一个规格标准，广东部分就是参考原先冯师傅起笔的那个标准。国家后来规定，中药材市场统一标准规范管理，如果有地方差异，以《药典》为主。

记者：退休以后，他还留在省药材公司？

黄文青：退休以后，省药材公司返聘他作为顾问、指导，其实很多个体户公司都出高薪请他的，他都只愿意留在省药材公司。几十年，从公私合营到退休，他在省药材公司度过了大半生，很有感情。

记者：相当长一段时间，中药并不受国家重视，他生活过得怎样？

黄文青：在我们来公司之前，冯师傅一直不受重视的，日子过得很清贫，他搬家的时候，最贵重的是一台12英寸的黑白电视，没有家具，什么都没有，我跟他的另一个弟子（高明），一人骑一部单车，一人骑一部三轮车，一下就把冯师傅的全部家产搬完了。后来中医中药受到国家重视以后，日子才逐渐好过起来。在药材界，以前才不管你是什么老专家，生活水平普遍都不高。

亲友讲述

对家人亲切

“我和他（黄文青）都像一家人一样，我爸爸没儿子，基本上都当他是亲儿子了。而我的随和性格得益于父亲，跟他生活了那么久，他对什么事情都不计较的，我很受影响，也大大咧咧的。”作为冯耀南的唯一子女，冯婉华如今也从事药材行业的工作。

不过，冯耀南对孙辈的态度就显得“紧张”得多，“爸爸曾经问我女儿要不要学医，我女儿说好啊，可以做医生。后来人家来借他的书，他都开始紧张了，以前都是说拿去看拿去看，”冯婉华说，“不过听了我女儿说要做医生以后，他就跟来借书的人说不要拿那么多了，看完要记得拿回来。过世之前，他还总是捧着书本看，他经常跟看护说我的书是留给我的孙子。看护笑他，问有没有别的留给她啊？他说的书很值钱的。”

对朋友随和

记者在采访时，听说他和名老中医邓铁涛的关系很好，对此，冯婉华说：“他跟邓铁涛是好朋友，以前都经常有来往，后来因为大家都很忙，联系就不多，父亲50多岁的时候，经常在感叹老是找邓伯伯找不到聊天。”

而徒弟黄文青表示，冯师傅和广州中医药界的老一辈都很熟悉和要好的。特别跟刘俭师傅、还有邓铁涛关系更不用说。冯师傅去世的时候，我们不敢马上跟刘俭师傅说，怕他受刺激。后来他知道了，也住了院。在之前的每个星期二刘俭师傅都会过广州来看冯师傅，他们感情很好，邓铁涛管他叫“四哥”。

对邻居慈悲

冯婉华说父亲平时话比较少，不过人很大方。他们以前住的房子很小，在市二宫那边的宿舍，是一个套间，两户人家住，住了好几年，两户人从来没吵过架。20世纪70年代，冯耀南经常出差半夜才回来，隔壁那户很穷，有三个孩子，经常没东西吃，他半夜回来都带着熟鸡蛋之类的东西回来给他们吃。冯耀南跟街坊们也很好，每次出差完回来，虽然住的地方不大，但经常是街坊坐了满屋子。父亲喜欢跟他们讲出差的见闻。

药检录

1972年　帮管制分子洗脱罪名

“文革”期间，某县有一管制分子，他负责看管的一头耕牛突然死亡，生产队怀疑是管制分子毒死的，他们将牛进行解剖，发现牛的喉咙有一球状物，便判定是他将一球状物塞入牛的喉咙，致牛死亡，并开批斗会逼迫他承认。但那人一味地喊冤枉，死都不认。

后来法院也加入审理此案，派外调人员将这球状物送某药检所鉴定，但是药检所无法检验是何物，不予受理。恰好冯耀南有事到那药检所联系工作，看到那个球状物，辨认出它只是一种中药。外调人员听冯讲后，要求冯写证明材料，后来这份材料帮助法院弄清了案情，也解救了那个管制分子。

1978年　粤北“红花”事件

粤北乳源县从省外引种“红花”，第一手收购600多斤，销后无异样。第二手扩种收购4000多斤，并调给韶关药材站，药材站也没有鉴别出是假红花。那时候，红花货源比较紧缺，韶关站计划扩种1000亩，并将“红花”样本送到省药材公司，要求省公司拨款。

公司的生产科为谨慎起见，将样本给冯耀南看。冯怀疑不是红花，并带队伍到乳源县进行原植物考查，最后鉴定“红花”为菊科植物“万寿菊”。他们立即通知乳源县药材公司停止种植，并通知韶关站将库存的4235斤“红花”停止销售，作废处理，及时制止了假红花流入市场，并避免了粤北农民更大的损失。

20世纪80年代　中山二院中毒事件

广州人流行炖人参进补。有一次，有几个广州人去华山旅游，华山当地很多卖药材的药摊，他们在当地买了“人参”回来，一家三口炖来吃，吃完之后两个人进了中山二院急诊科抢救。急诊科的医生不知道病人为何中毒，无法对症下药，便请防疫站和药检所的人进行鉴别，却也没有结果。病情危急，医院打电话到省药材公司，要求协助。

冯耀南接到任务后赶快前往中山二院，最后确定病人是服用了华山参，并告诉医生此植物含有大量的东莨菪碱，可按解东莨菪碱的方法抢救，后来才让病人转危为安。

（采写：陈坚盈）

刘明家族

卑学徒暗学艺终成名药师

好心人波折多做药不平安

历史的枢纽

“名符其实、特上加特”的老药工

没有家族的师承传统，没有经历传统的科班教育，应该说，广东有名的中药鉴别师刘明走上中药之路，只是机缘巧合。从小学毕业后，到广州读私塾，再到入药行当学徒，一切看起来好像只是命运冥冥之中的安排。

20世纪50年代以前的药店，时常在门口挂有“药到回春”的横匾，这是指病人服药后即解除病痛的一种赞誉。其实，相比中医，那时的中药人员并不是一个风光的职业，在当时的市民眼里，中药人员并非什么济世“活菩萨”，充其量只是小商人一个。

而对刘明来说，他必须从最低一级做起，当学徒，煮饭扫地，点香拜佛，对中药知识的学习只能靠“偷师”。干了六年时间的杂活，1946年，刘明脱离学徒生涯，真正开始从事药材业务。

与新中国成立前卑微的从药身份相比，新中国成立后的思想风潮对他个人的伤害似乎更为可怕。跟那一代人的命运轨迹一样，刘明也经历了公私合营后的再就业。1954年进入市合作总社工作，1955年，他到市药材公司从事药材业务工作。《东方红》《咱们工人有力量》《解放区的天是明亮的天》是那个时候最流行的歌曲。由于新中国成立后刚刚重新参加工作，各行各业中人人都似乎怀着一颗炽热的心，大家非常有干劲，中药行业同样不例外。而在全国上下这种热情似火的背后，老药工刘明一生曲折的命运却由此展开。在紧接而来的每次运动的冲击下，刘明都无一不成为祸害光顾的对象。虽然妻子郭翠琼对他的描述是心肠好，但是，在那个年月里，好人并不平安。

在“四清”运动中，刘明写下了《自己的前半生》交代材料，归纳了四大“罪过”：“用人不问政治”“利润挂帅”“多吃多占”“浪费国家财产”等。“文革”期间，他胸前挂黑牌，上面写着“走资派、大黑手”，打锣游街，低头认罪，接受群众大批判，后被下放到零售店当售货员和苦力工。

“文革”后，中药人员的社会地位和政治地位大大提高。随着体制的多次变革，刘明也经过了几次人事变动。后来，他开始在广州市药材公司质管科工作，专门从事药品监管工作。

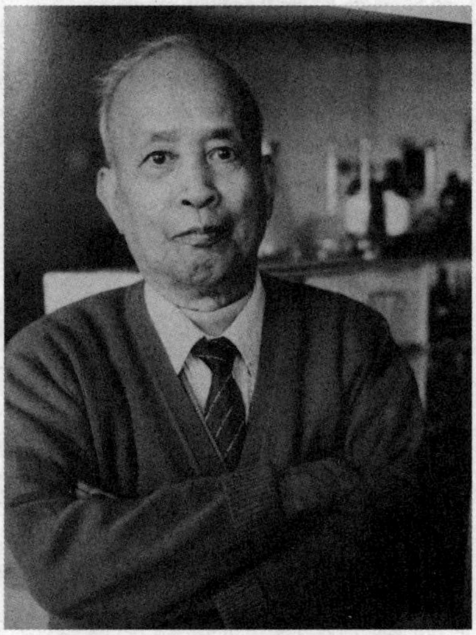

◆刘明

1978年12月，广东省人民政府授予他“广东省特级药工”称号。在他的遗作手记里曾记载这么一件事：1985年，刘明代表广州市药材公司上京领取医药管理局颁发的老药工荣誉证，会议很隆重，当时的国务院副总理田纪云与全体代表合影留念，全国人大常委会委员长彭真亲笔题了词：“光荣的老药工的经验是我国传统医药学的一个宝库。”看到这题词，刘明不禁感慨万千，由于曲折的过去，他自嘲自己这个特级药工“名符其实、特上加特”。

自嘲归自嘲，刘明并没因个人屡受打击而放弃对中药的热爱。在笔记遗作中，刘明有自己的一句座右铭：活到老，做到老，学到老。对只是小学毕业的他来说，几十年来的自学之路始终如一。

从新中国成立前的药行学徒，到新中国成立后中药师的转变，刘明的坎坷生活诠释了一个老药工的人生历程，也代表了一代人与国家动荡紧紧相联的个人命运。

亲人访谈

『几十年，对于一个人的一生来说何其漫长，而几十年的回忆，对于过来者来说，却恍如昨天。1946年，郭翠琼与刘明认识，1948年，两人结婚。“认识他的时候，他已经在药行柜台开单了”。谈起往事，郭翠琼淡定和从容。』

“杏培堂”学徒暗学艺

记者：刘明师傅祖上是做中药生意的？

郭翠琼：他祖上没人做医药生意，他父亲在佛山，开了一间叫“公兴隆”的糖饼店，做礼饼生意。他有四个兄弟、一个妹妹。他在佛山长大并读完了小学。

记者：他后来来了广州。

郭翠琼：他的舅公在当时属于大户人家，在广州做药材生意，听说在佛山也有药材行和别墅。刘明几兄弟中，舅公比较喜欢他，十来岁时，就被舅公叫到广州上私塾，陪伴表弟读书。那私塾叫“雾侬”，他在那里读了两年。两年来，他就一直寄住在舅公的药材行。舅公在广州不止一间药行，在仁济路、水月宫一带都有药行。读完私塾，他留在抗日路（今天的和平路）的一家叫“杏培堂”的药材行当学徒。

记者：当学徒主要做什么？

郭翠琼：1940年他入药材行当学徒。学徒习惯被称为“后生”，主要职责是早上煲开水冲茶，点香拜佛，打扫掌柜台面，倒痰盂，至8点准备开门营业。另外，他还要遵守商业规例，在规定的日子，拜祭神明，干三年之后才能晋升为打杂。

记者：他什么时候开始接触中药？

郭翠琼：他不是正式的科班出身，从小到大没有上过一天医药学校。当学徒，除了帮师傅打扫仓库，还要学习包扎药物、送货。有时要将货送到码头让开往乡镇的渡船托运，货多时用“猪笼车”推，货少就只由两人抬着去。夜间大伙入睡，他才偷偷在柜面上练字、练珠算、阅读《秋水轩尺犊》等书，直到深夜才睡。

记者：自学中药？

郭翠琼：对，勤奋地自学。当学徒靠“偷师”，要悄悄地耳听眼看内行人的讲和做。他在入行两年时，一次在废旧纸店中发现一堆有中药图影的旧字纸，残旧不堪，仔细一看，是一本《中国药物标本图影》。他当时即按旧字纸论斤计价把它买了，如获至宝，而药行原有一本《药物出产辨》，陈仁山先生写的，他说这两本书，对他增长学识起到很大作用。

记者：后来他又做什么了？

郭翠琼：本来学徒为期3年，他一学就是6年，经6年磨炼，他才晋升为帮柜。原因好像是他的个子不高，而灶台高，煮饭非常不便，就到柜台干开单之类的活，后来就下乡接洽业务了。

记者：那时中药材是怎样定价的？

郭翠琼：过去各行各业都是书面报价，这方法很旧。记得新中国成立前药材行情发布价格，是由一个从事中药多年的老人主持，他到各药材商行抄录某种中药材成交价，然后汇编油印成一份四开纸大的行情，派送给订阅的药商，大概每月收工本费1至2元。

记者：广州市药材公司成立，他也跟着转业？

郭翠琼：对。当时，大伙都热情高涨，个个储备着为祖国做贡献的热心，《东方红》之类的歌一度很流行。那时候，原市供销合作总社经营中药业务那一块也划归市药材公司，为表示庆祝，这两个单位药材人员为此举办了一次郊外野餐活动。因为是新中国成立后参加工作的第一次集体活动，当时有上百人参加，小组还找了他当炊务主持人。1956年左右，有苏联专家来了解药材仓库，他也被安排陪同前去，那是他第一次坐小汽车。那时候坐小汽车是一件非常风光的事情。

记者：刘师傅经常自己去采药吗？

郭翠琼：当然。采药的苦乐只有他自己能够体会，那种风险不是一般人能够想象的，有时是一件搭上命的活。不过，在他几十年的从药生涯中，对中药进行鉴别占了他大半时间，他自己总结过很多戳穿江湖卖药手法的办法。

假药：根藤冒出黑老虎，被判五年

记者：当时有哪些中药界的商业规例？

郭翠琼：当时很多规矩，农历初一、十五，煲及第粥；初二、十六“做迓”（拜祭土地神），老板要加菜。1954年以前，广州市药材行业，每年农历四月廿八，有庆贺药王诞辰的习惯。药王是指古代十大名医之一孙思邈。那天，市内所有经营药材的商户都要烧香拜祭，也要加菜。这个民间活动1954年后淡化了。

记者：那时候假药多吗？

郭翠琼：假药事故时有发生，因为人们对药的认识较少。1961年，国家处于困难时期，部分人因营养不良、血气不足、四肢乏力，常买些补益中草药与肉类或猪头骨煲汤饮，意在强身。

有一次，一铁路工人到个体户高达泉的药店购买黑老虎四两，但高的药店没有黑老虎，他顺手将在炉灶边备作柴烧的根藤用刀切成片卖给那工人，后来那工人食用后痛绝身亡。经调查核实，高达泉为了做成小生意，将明知不能入药的那种备作柴烧的大茶药当作黑老虎出售。最后，高达泉被法院判了5年徒刑，当时高达泉已经70多岁了。

记者：当时有质监局管理中药市场这些问题吗？

郭翠琼：有，但管理者的中药知识也不全面，因为中药材同一名称不同来源或同一品种各地称谓不同的情况不少，所以他们也经常闹出一些错判的笑话。刘明曾说过，火烧铁破汤那场事故，教训也很大。

记者：铁破汤事故是怎么回事？

郭翠琼：铁破汤面世，正值国家经济困难时期。那时感染肺结核的人很多，治疗肺结核的西药“米仙”价格昂贵，每次使用量又大，大部分患者负担不起，而以中草药铁包金和穿破石为主要原料制成的铁破汤丸，价格相对便宜，且对肺结核也有成效，很受群众欢迎，很快就热销全国。后来，为追求产量产值，药厂生产铁破汤丸不顾质量，卫生部门意识到问题的严重性，通知有关存货单位，不须退货可将货品就地烧掉。当时药丸有的当作肥料送给农民，有的抛入炉灶当柴烧。大约到70年代，兴旺一时的铁破汤丸就此在市场上消失，它的危害牵连全国药业。

“文革”：药材药店要改名

记者：刘师傅是个怎样的人？

郭翠琼：他个性幽默、随和，老的少的都喜欢跟他说话。50年代，市政府号召干部义务筑广钢铁路，即由白鹤洞至钢铁厂这一段路，那时参加劳动是利用晚饭时间前去的，挑灯夜战，担泥筑路基，经常到深夜两点钟才停工。60年代初，全国上下开展爱国卫生运动，他也很踊跃，帮孤寡老人搞家庭卫生等，有好几个星期要同环卫工人一起到公共厕所清粪便，一般是每个星期六的晚上。尽管这样，他的一生还是十分坎坷的，在各个时期多次受到别人诬害。

记者：是因为什么呢？

郭翠琼：1954年参加市供销合作总社工作，他被安排到十三行营业部当业务员，主要负责推销药材。当时正值对私人资本主义工商业改造，对紧缺商品采取限制供货。而十三行邻近一代都是药材商铺，有大户、中户、小户。他有一个同族的堂叔，在附近开了一间药店，向供销社十三行营业部进货，凡按政策供应的他均按政策行事，没有徇私。后来却有人诬告他特意关照堂叔。总社监察科还派了两个同志找他谈话，叫他老实交代、写报告，但实无其事，后来就不了了之了。

1957年，他去从化大夫田五七干校学习。这年，他支气管炎发作，想推迟去，但想到之前去干校的同事一去就是一两年或三四年，他这样的短期学习算是“优惠”了，所以带病前往。连长见他身体虚弱，终日咳嗽，就分给他轻点的活，派他看宿舍，偶尔叫他去菜地拔草。他空余时间多，就把采药作为业余劳动。有一次，班长传连部命令，要检查卫生，草药被搜到，还被检查员训斥。

记者：据说“文革”时药材公司也很乱。

郭翠琼：当时药材公司也分裂为旗派、公派两阵营。当经理、当领导的都成为批斗的对象。他该受的罪都受了，站波台、挂黑牌，游街示众，晚上被禁锢，不让回家，幸好存活了下来。但他身体不好，一直以来都有支气管炎和哮喘病，那时候被整后，这病变得更严重。后来他被下放到红群药店劳动。

那时，中药材的名称有一部分带有神、仙、佛、太子等字，比如神曲、佛手、太子参等，受“破四旧”影响，当时上面决定将神曲改名为药曲，将太子参改名为童参，将佛手改为手桔。还有，中成药产品如王老吉凉茶由于姓王的老板以自己的名字冠称，于是改名为广东凉茶，冯了性风湿跌打酒把“冯了性”三个字删除。而经营中药配剂的商店名称，多使用寓意吉祥的福、寿、安、保等字，或以店东的姓氏为号名，“文革”初期被认为是“封资修”，非革它的命不可，掀起了一场更换招牌的群众运动，后来换上有社会时代气息的称谓。如“采芝林”更名为“红卫”，“同仁”更名为“立勤”。“敬修堂”中药厂还遭围攻，说不反修还要敬修，勒令该厂拆招牌。“文革”结束后，这些老字号招牌才慢慢恢复。

药材管理被当“皮球”踢九次

记者：红群药店是个什么机构？

郭翠琼：红群药店是药材公司荔湾区批发部的一个门店，他被下放到那里劳动，当基层工人，除了站柜台，还要做搬运工，经常扛托货品上楼。其实，这些对他来说都没什么，熬熬就过去了，他曾说新中国成立前，干中药这行也并不出众出色，总有低人一等的感觉。新中国成立后，药材公司也曾一度被称为“皮球”公司。那时候，女儿上小学时，在学校，也经常被人瞧不起，被称“药材龟”。

记者：药材公司为什么被称为“皮球”公司？

郭翠琼：“反右”前夕，曾有篇文章叫《“皮球”公司小记》，是指中国药材公司像皮球一样由商业部踢给了供销合作社，再由全国供销合作社踢给商业部，后由商业部再踢给卫生部。从50年代到80年代，中药管理体制大大小小经历了9次变革，上面变动，基层也跟着调整，每次变革，药材部门必定吃大亏，人才物力流散。

记者：听说以前中药行业也进行过职称评定，他参加了？

郭翠琼：1980年前对中药行业来说，“职称”一词是十分生疏。那时他什么职称都没有，但卫生局评考中药人员，请他去从化当命题老师，他非常紧张。当时分“中药师”和“中药士”。由于1978年，省政府授予他省特级老药工称号，所以不用考试，直接晋升为中药师。他自己也说了，如果参加考试，最多也只是中药士而已。

记者：一起获得“广东省特级药工称号”的还有哪些人？

郭翠琼：有6位，医疗卫生方面有3位，商业方面有3位，除他外，还有广东

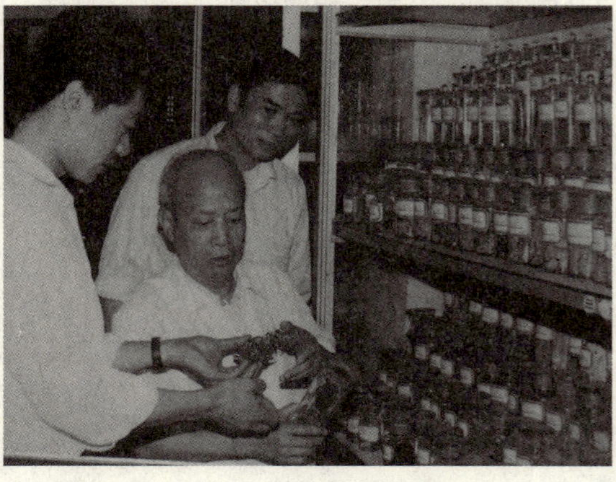

◆刘明与徒弟周路山、陈学鹏

省药材公司冯耀南师傅、佛山市药材公司蔡振华老师傅。他和冯、蔡两位师傅的情况不同，他比他们任何一位的经历都曲折得多。

后来，国家人事部、卫生部、国家中医药管理局联合发出《关于采取紧急措施安置好老中医药专家学术经验继承工作的决定》，广州市药材公司指派他负责带周路山、陈学鹏为继承人，1991年在广州举行了“广东省中医药拜师大会”。

记者：退休后，刘师傅还从事药材监管工作？

郭翠琼：他是1989年退休的，退休返聘做一些辅导工作。那时，他和冯耀南等几个老人家时常碰头聚会，每个周二都会一起吃早餐，畅谈有关近期中药市场出现伪劣药品的情况，交流经验，特别是刘俭师傅每周二从佛山远道而来，风雨不改。3名老药工都有相同点，从事中药材业务50多年，文化程度低，初中学历都没有，20世纪80年代中期，他们分工合作，执笔、编写了多本有关中药商品知识的书。

记者：在中医药界，他还有哪些好友？

郭翠琼：除了跟中药界冯耀南、刘俭几个老友关系很好，他跟老中医胡泊明也是好朋友。“文革”时期，胡曾被下放到海南，后来是他出面帮忙把胡老弄回来。

（注：以上访谈及讲述由刘明之妻郭翠琼回忆并参阅刘明遗作手稿《百草园笔谈》完成，感谢广州市药材公司提供帮助）

药史拾遗

新中国成立前的药行佣金制

刘明当学徒工资微薄，每月薪酬为10斤大米，按市场米价计算金额发给，另有佣金2厘，金额3元左右。那时候佣金的分配大概是老板占2份，大掌柜占1份，帮柜占8厘，管店占1份，打杂占8厘，伙头占5厘，后生占2厘。佣金多收，则入息多收。佣金是货价之外向顾客收取。当时佣金制有几个档次：南北、西土、药材行按贷款额加收4%，生药、药片行业按贷款总额加收8%，参茸幼药行按贷款总额加收8%，熟药店按贷款总额加收10%。

50年前药行流行的顺口溜

广州市药材公司成立于1955年4月1日，成立后，需要大批从事购销工作的业务员，那些业务员经常为解决广州市人民用药需要，在全国各地东奔西走。有些人还要常驻省外，每年只能回家两次，在回来向组织汇报工作之余，才能和家庭老少享天伦之乐。

那时，国家经济困难，为减少开支，他们要自己携带小型煤油炉，那时候称为“宝莲灯”，走到哪里都是自己煮饭。当时在行内，流行他们自编自嘲的顺口溜：去时似公子，下车如兔子，归家像驼子，结算成债子。

为“桑寄生”平反

有一种中药叫“桑寄生”，在极左路线影响下，相当长的时间内，人们片面认为，不是寄生于桑树上的，就不是“桑寄生”，而是“杂寄生”。

20世纪70年代中期，广州国外游客增多，华侨喜用此药却处处找不到。市药材公司业务部的人找刘明商量对策。刘明那时负责质管科工作，他对仓库的“杂寄生”进行复查，最后向业务部做了答复：库存的“杂寄生”应作“桑寄生”出售。

业务部负责人说，如出错，将来你要负责。刘明仔细辨认后建议，挑选库存的杂寄生蒸制出售，用新包装，堂皇写明“桑寄生”。后来证明，华侨喜用的“桑寄生”正是仓库里库存的“杂寄生”。

中药行曾有个“商鉴组”

广州市中药商品鉴别研究小组（简称“商鉴组”）成立于1956年8月22日，是老一辈中药人员自发组织而成，其成员包括卫生、商业、工业有关部门，刘明是“商鉴组”主要负责人之一。

“商鉴组”成立初期，有成员30人，目的旨在对中药品种经营起指导作用，鉴别研究中药材商品真伪、优劣。每周二举行碰头会。“文革”时期，小组碰头会仍然没有停止过。后来，由于没有经费、没有效益而解散。

（采写：陈坚盈）

刘俭家族

四代人公心鉴药辨真伪

慨商道今不如昔黑亦白

历史的枢纽

广州昔日药材街的活记忆

1992年，国家采取紧急措施抢救老中医药专家的学术经验，当时广东省的中药专家有3个——刘俭、刘明、冯耀南，如今在世的只剩下刘俭。可以说，年满80岁的他见证了广东省整个中药行业从新中国成立前到新中国成立后的风风雨雨。

刘俭祖上是做医药生意的，新中国成立前，位于佛山石湾的老字号“佐生”药行就是其家族产业。那个时期，家族命运的转折总是跟国家命运相牵连。抗战时期的1938年，佛山沦陷，人们生活困难，“佐生”缺乏足够的客源，濒临倒闭。读了五年私塾的刘俭，跟随父亲及哥哥，从佛山来到广州开药店谋生。用他自己的话说，10岁左右，就出来跟父亲混了。

自1937年粤汉铁路通车后，广州成为华南的中药材集散地。广州毗邻港澳，进口药材都经广州转运内地，当时中药经营成行成市，除了熟药店、生草药店分布在全市各街道外，各药商多集中于西荣巷、仁济路、水月宫以及仁安街、晋源街一带。刘俭的父亲刘剑峰的药店就位于水月宫药材街，取名“昌记”。

1945年，由于生活困难，父亲刘剑峰去世。刘俭跟兄弟几个继承了“昌记”的经营。

那时，广州中药商业形成专行专业经营，有著名的“中药八行”之称。药材行的专业性强，其经营特点之一是大购大销：由第一批发商从产区和主要集散地购进货源，而资金雄厚的大户则垄断产地货源。

“昌记”属于二道批发商，即首先向第一批发商原件购进，然后分规格整理再出售给生药店。由于药材品种多而复杂，季节性强而变化大，这对做药店经营的刘俭很是考验，进货须掌握好产销两地情况，或当机立断，或高价抢购。

虽然读书不多，但勤奋好学弥补了刘俭书本知识的不足。而跟不同药行老师傅打交道，让他学会了很多中药知识，这为他日后中药的研究和药材生意的经营打下了扎实的专业基础。

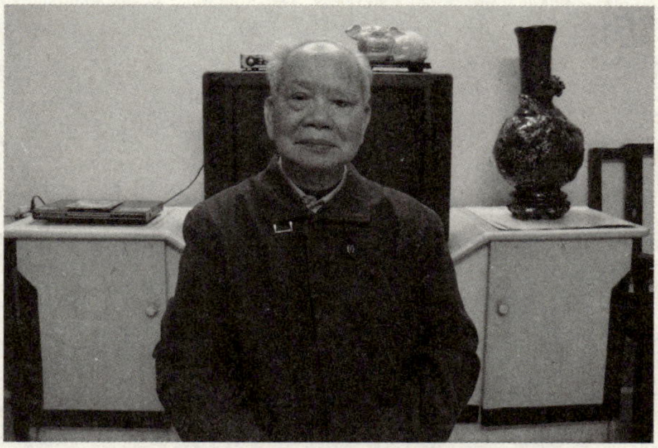

◆刘俭

1955年，广州成立国营广州市药材公司。市第三商业局把中药材批发部、药材零拆部、中药材中心批发部、药片参茸批发部、南北药材批发部、西土药材批发部和炼剂药材批发部从广州市供销合作总社土产贸易公司分离出来，实行公私合营，而广州市药材公司则把全市的中药商业调整为由荔湾、海珠、越秀、生草药4个批发部和365个零售基层店以及一个药材加工场所组成的营销网络，这意味着，原来的中药从业者都要进行转业再分配。

刘俭几兄弟被分配到全省各地药材公司。他回到佛山，在佛山市药材公司工作。与中药材打了70年交道的刘俭，一直秉行为人公正的处事作风，据说这是其父亲给他最大的影响。有一句警世之言："伪药害人，甚于庸医。"庸医误诊，受害者一人，伪药流入市场，受害者少则十计，多者百千。在他的眼里，如今广东的药材市场"比我们几十年前没怎样监管的市场还差"。

80岁了，这位广东中药界的泰斗仍心系中药材质量事业，至今他仍受聘为佛山市中药研究会常务会长，每月主持中药材研究，"只要我有口气在，我就不会离开这行业。"刘俭说。

如今，他的大儿子和女儿也从事着药业行业的工作。从"佐生"药行到"昌记"，再到国营药材公司，最后到儿子和女儿，刘俭家族四代从药的轨迹脉络非常清晰。

访谈

『本来60岁就可以退休的刘俭，由于声名显赫，且属稀缺技术型人才，从1988年起被单位几次留任，直到1996年才正式从佛山市药材公司退休。刘俭虽然受正式传统的学校教育时间不长，但他对广东省的中药教学贡献巨大。

1965年广东省中药学校成立，借调刘俭担任学校中药商品学生主讲老师，为了解决专业课本，他用了不到三个月的时间，编著了涉及130多个中药商品近15万字的《中药商品学讲义》，使得学校得以按时顺利开课教学。该书后来改名为《中药学讲义》上册，供全省药材系统职工学习。』

四世经营中药

记者：你什么时候开始做药材生意的？

刘俭：我整个家族都是做中医中药行业的。我知道祖父是做药材生意的。父亲和他的堂兄堂弟也跟医药打交道，我们四兄弟后来也做了这行。我们家族在佛山石湾有一间祖传药店，是祖父传下来的。那间药店是很老的老字号，叫“佐生”。另外，在日本鬼子来之前，父亲在广州也有一两家药材行，搞批发的，属于跟人家合作做生意的那种。

记者：你父亲是中医师？

刘俭：他既做中药，又做中医，以做医生为主，兼做药。我出生时，他已40多岁了。父亲考了正规的行医证书——在民国时期——至于具体的医药学校，我记不起来了。民国时期，有很多医药学校，都不是很大。

父亲熟悉内科，做了几十年医生。他医德很好，左邻右里都来找他看病。日本仔来的时候，大家都比较穷困，他看病经常不收人家的钱。1938年左右，父亲带着我们去广州做药材生意。因为我弟弟很小，所以他只带我和我哥，我排行第二，当时才10岁多点。

记者：为什么不跟父亲学医？

刘俭：我更喜欢中药。我大哥也跟我一样，不喜欢学医。其实促使我决心学药的有一件事。20世纪40年代，我跟父亲在广州卖药，他去世前，自己在搞药店经营。有一次，父亲采购药材回来，不小心买回了一批假品，本来是采购素馨针，买回来的却是扭肚藤花蕾，两者非常像。当时这事影响到药店难以继续经营下去。但我父亲在确定那批药材是假品后，坚决不卖出去，这事情令我印象深刻。我感觉到不学技术不行，大概在我15岁时，我就专心学药，每一个品种，真假要分清楚。我爱好这个行业，比较专心学习一些东西。在这方面，我的几个兄弟都没有我熟悉和内行，他们有质量上的问题都来叫我解决。

记者：那次损失了多少钱？

刘俭：今天看来，损失的钱并不多，但对那时的我们来说，生活和药店的经营都大受影响，要知道，我们做的是小本买卖。当时损失了相当现在1万元钱，这几乎影响到我们经营资金的三分之一到二分之一。当时父亲的很多朋友都说，可以把它卖出去，很多人辨认不了，但我父亲坚决不卖。不久后，我父亲去世了。他去世时我十七八岁。1945年，我们四兄弟共同接手药店生意。

记者：四兄弟接手管理药店，工作上有分工吗？

刘俭：我们四个一起做。两个弟弟是后来才过来广州的，都比较小。工作上我们进行了分工，一个负责保管，一个负责送货，也有管理财务的，我主要负责经营。父亲做人处事方面，特别是正直的医德和作风深深地影响了我们。

记者：你们当初为什么从佛山到广州来做生意？

刘俭：因为日本仔来，佛山沦陷，生活困难，石湾的药店没生意做。要寻求生计，所以才带我们上广州。父亲到广州之后，我们家在佛山的"佐生"药行就关闭。直到日本投降之后，1946年，我的叔侄才重新使这家药店开张，到1957年公私合营的时候又没开了。

我没在"佐生"药店做过，我几个兄弟也都没参加经营。如果日本仔没来，我们就不会去广州，我也可能只在佛山石湾的药店工作。

记者：你们一开始就在广州开药店？

刘俭：最初我父亲带我们兄弟俩去广州，打算只开医馆，顺便叫我们跟他学医。但到广州后，我和我哥不想学医。父亲医术不错，在当时有些名气，但由于我们不学医，他医馆没开成，只开了个小药店。

记者：那时候生活过得怎样？

刘俭：比较困难，特别在父亲晚年的时候，家里遇到大事，凭我们的经济能力是应付不来的。其实按照家族传统，父亲不应该那么早死，我们家族的人都比较长寿，我的爷爷、奶奶等大多90多岁才离世，父亲死的时候才60多岁。当时生活比较困难。他虽然身为医生，但没钱为自己治病。

药材街卧虎藏龙

记者：起初你们在广州的药材生意做得怎样？

刘俭：当时广州大的药材生意轮不到我们做，我们只搞一些药材小批发，卖给药店或医院，我们在仁济路、一德路都做过。我们的店就在水月宫街，叫“昌记”。当时那条街都是卖药的。记得那里有个观音庙，庙的名字叫水月宫，所以那条街就叫水月宫街。从1938年开始，我们在这街上做了差不多18年药材生意。初期我们在一德路摆地摊。由于时局不稳，铺面生意难做，1938年到1941年，虽然有自己的店，但基本上大家都不在店里卖药，都到一德路去摆药档和地摊。那只是很短一段时间，后来伪政府不让摆，他们要整顿市容。后来药铺也有生意了，大约在1941年，也就没摆了，回到店内做店铺生意。

记者：当时政府也像现在的城管一样对摊贩进行管制？

刘俭：一开始没管制。汪伪政府当道，很少整顿市容。后来政府又不给摆摊档，不过这只是我们摆不了药摊的一个原因，还有一个原因是，地摊摆在一些商铺前面，阻挡商铺门面，妨碍了他们做“正当”生意。因此，铺主就跟摆地摊的

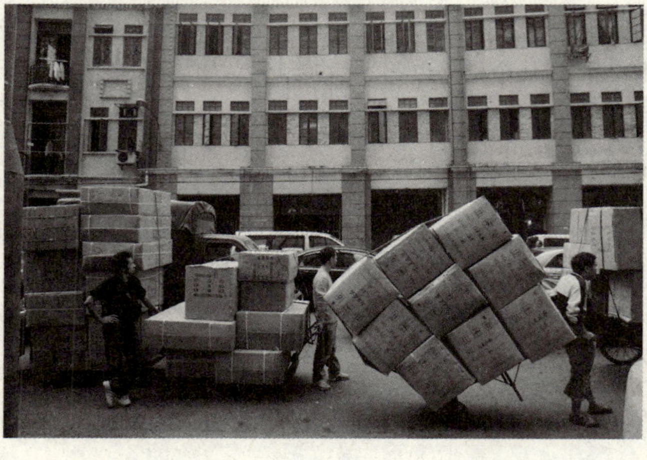

◆一德路，这里几十年前曾承载过刘俭年轻时的中药梦

收租金。后来租金越来越贵，明显是想把地摊主逼走，后来实在没办法，我们只好撤。

记者：那时假中药材多吗？

刘俭：那时很少人监管，但药的质量比现在的好，现在的药材市场比我们几十年前没人监管的还差。

记者：你10岁多就跟随父亲做药材生意，那时上学吗？

刘俭：我们兄弟几个读书不多，因为社会乱，6岁开始读书。我只读过五年私塾。生活困难，没条件给我们读书。但我们几个兄弟自学很勤奋，自学能力好。这确实来自父亲的影响，他告诫我们：不学文化，在社会上很难立足。在广州，我陆陆续续读过几个夜校，短期的，我父亲督促，家里其他钱能不用的，都会省下来给我读夜校。

当时广州有很多短期夜校，比如一些耶稣教会办的，收学费少，如果成绩好，基本上不收钱。

记者：当时在水月宫药材街上，你还记得有哪些药店？

刘俭：我印象比较深的有几间大型的老字号，现在都没了，如“华丰药行”“源记”。它们都是搞大型药材批发的，伙计也较多。不过它们大多品种单一，比如卖广西药材就只卖广西药材。而我们不同，虽然我们店小，工人不多，但我们经营灵活，半斤、一斤也卖，而且我们品种多，广东药材、广西药材、上海药材都卖。

记者：最初关于药的知识，你是从父亲那里学的？

刘俭：跟我父亲是学不了那么多的。我除了自学，也零零星星跟很多老师傅学。当时全广州的中药材分为8个行业，广州习惯上叫“中药八行”。每行做的中药品种都不同，要跟很多个老师傅学，慢慢才能熟悉。“南北行”是指长江以北的中药材。如果是广东广西湖南江西的药材，就叫“西土”。贵细药材，是比较贵重、稀少的药材，还有中成药济药、零售药、草药、泡济药。基本上每一行业都有一个行业协会来管理，因此也分为8个分会。我父亲那一代就这样分了。8个行业的药都要熟悉，就要学很多，很多人不能全面掌握，有几千个品种，加上相同品种不同产地区别也很大。新中国成立后，成立国营专业药材公司之后，就没有这些行业协会了。那时我在店里是做买卖经营的，才有机会跟老师傅们接触。我的其他兄弟没有这样的机会，我们店也就只有一两百种药，范围窄，学不了什么。

记者： 你还记得当时有哪些中药鉴别的老师傅？

刘俭： 蒋君铎在当地很有名，当时就在我的隔壁店。我没事常到他那里坐，有很多技术性的东西，他都会跟我讲。虽然他跟我父亲是同一辈的人，不过我们俩谈得挺来。由于他也是做药材买卖的，所以对药非常有研究，特别是在辨别真假上，他很有一套。

我还记得当时有一位叫张高的老师傅，他在十三行那边做药，离我们的店比较远，我也经常往他那跑，每逢遇到疑难问题，都会跟他请教，而他都会告诉我。还有很多老前辈，太久了，我大多记不起名字了。当时的药材街可真是卧虎藏龙。

记者： 新中国成立后成立国营专业药材公司，当时你怎么办？

刘俭： 广州市在1955年左右成立了国营药材公司，实行全市统一批发。这个公私合营的公司主要针对批发，包括大型批发药行，也包括我们这种"二手批

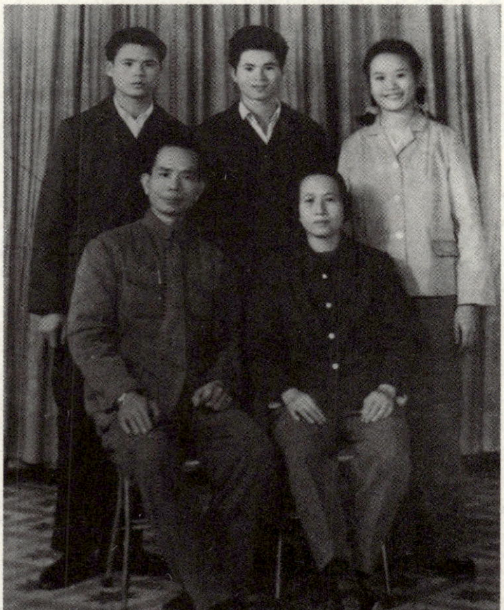

◆刘俭夫妇和子女

发”店铺，而零售的药店则被排除在外。当时这叫“归经营”“考备”。这样一搞，这些大型、中型、小型的药材公司的工人全部要专业，不能再自己当老板，统一由新成立的药材公司来安排工作。当时整个批发行业的人都要转业。

1956年，我在广州做了18年药后回到了佛山。

一年四五个月去药材产地

记者：转业之后，你们兄弟几个都去了哪儿？

刘俭：转业要负责安排工作的，转业之后，我哥被调去了广州市药材公司。我的两个弟弟一个去了湛江，一个去了阳江，都在那边的药材公司做。我就转来了佛山市药材公司。1965年，广东省中药学校成立，我被调去做老师。1966年“文化大革命”开始，学校停办了，我又回来佛山市药材公司。如今，我的两个弟弟都退休了，其中一个去世不久。我的大哥退休后也跟着他女儿去了加拿大。

记者：“文革”时，药材公司“安全”吗？

刘俭：当时我差点被抄家。那时候我鉴别中药在佛山算是比较有权威性的。我所在的楼房，二楼住着我们的经理，我住在三楼。经理被打为“走资派”，整批公司的红卫兵都来抄他家，抄了差不多两个小时，直到晚上10点多。所有的情况，我在楼上都听得一清二楚。他们离开之时，有一两个红卫兵说，嘿，刘俭在三楼啊。我当时好害怕，眼看他们就要上来抄我家，后来公司带队的红卫兵头头有意说，不要了，时间很晚了，明天再看吧。他们才没上来，如果上来，我的任何东西都被抄走了。这应该多亏平时我做人还算比较公正，与职工之间的关系也比较好。

记者：几十年的中药生涯，你会经常到药材产地去采药吗？

刘俭：去当地产地去采药，我1956年回佛山任药材公司的业务股股长时常去，那时对药不熟悉是不行的，虽然我之前在广州跟老师傅学习了一些。但要全面和深入，必须常到药材产地去。我一年有四五个月出差到药材产地，采药和参加各种当地的药材交流会。

记者：几十年过去，你有否收徒弟？

刘俭：我徒弟很多。真正带徒弟是从任教广东省中药学校开始。后来陆续有全国的各种中药培训班，我都参加，教了很多学生。政府指定带的，是从1992年开始，带三年。当时叫采取紧急措施抢救老中医药专家的学术经验，每个老专家带两个徒弟，每个徒弟都规定要有中级以上的职称。当时中药方面，广东省只有三个人，除了我，还有刘明、冯耀南。

记者：你和刘明、冯耀南他们是几十年的好朋友？

刘俭：刘明和冯耀南都是我在广州的好朋友，新中国成立前我们就认识了。我们经常在一起，讨论药材的质量，冯耀南能喝酒，刘明是不喝酒的。年轻时，刘明不是做中药经营的，而是在药行里做管理。冯耀南是做采购员的，以前他做保管的，不做买卖。真正早早就做药的，就算我了。他们20世纪40年代才接触做药，我年纪很小就接触，他们到十七八岁才接触。我们三个老师带六个学生，六人都带，经常交流，谁是谁的徒弟也没分得那么清楚。

讲述

鉴药遭诬陷　险受牢狱灾

1958年左右，刘俭在佛山市药材公司工作，主要负责药材质量鉴定。有一次，一个陌生人拿着一支羚羊角说要卖给他。通过鉴定，刘俭确定是假品，但那人跟他说这是家传的，不是在外面买回来的，假不了。

刘俭考虑到自己是搞监管的，假如这次放假品过去，他可能再卖给另外的人，同样是害人。于是他对卖药的说："要不你把药留下来，不要再卖给其他人了，不要再流落市场，我跟你去佛山卫生局，弄一张收据证明给你。"卖药的同意把假药留下。

过了几天，卖药的找上门来，说是刘俭换了他的药，"那时我的工作还是做得不够，羚羊角是贵细药，一般是急救病人才用到。我的出发点是好的，不想让其流落市场害人，但工作没有做够。他抓到我的把柄，到人民法庭去告我。"刘俭回忆说。

幸好人民法庭的陪审员知道刘俭平时是抓药品质量的，也清楚他的为人。大家反问卖药人："对刘俭的控告是不是属实？"最后在陪审员的反问下，那个人才老老实实讲，刘俭是被冤枉的。

刘俭回忆说，本来他不想陷害我的，但他的弟弟给他出谋献策，污蔑我换了他的药。

这事情对刘俭的影响较大，他认识到除了抓好药品质量外，还要学会保护自己，不能让坏人有机可乘。刘俭说，如果那次法庭审判得不好，他就遭殃了。其实当时这类假品很多，如街边卖虎骨什么的，假如不管理，会留下害人，但真正管理起来是很难的。

家族简谱

刘剑峰，刘俭之父。1877年出生，佛山石湾镇小有名气的中医。1938年，携带两子上广州做药材生意。1945年去世。

刘戴昊，又名刘佑，刘剑峰长子。1925年出生，1938年随父上广州开药店，1956年进广州市药材公司工作。退休后，随女移居加拿大。

刘俭，刘剑峰次子。1927出生，1938年跟随父亲做药材生意。1956年转业到佛山市药材公司任职，1992年国务院给予“有突出贡献科技人员”称号，并从1992年10月起享受政府特殊津贴。

刘渭，刘剑峰三子。1931年出生，1956年转业到湛江药材公司工作。2003年去世。

刘汝，刘剑峰四子。1933年出生，1956年转业到阳江药材公司工作，现已退休。

刘纪宗，刘俭长子。1951年出生，原来在佛山卫生公司工作，后自己开药店。

（采写：陈坚盈）

后记

挖掘广州城市的历史与人文，是南方都市报的一贯传统。从2002年开始，南方都市报先后策划了《广州人文》《广州制造》《广州脸谱》《广州发现》《广州旧闻》等一系列的大专栏报道，深度挖掘广州丰厚的城市文化底蕴，再现昔日广州的荣光。自2005年入职南方都市报后，我主要参与了《广州旧闻》和《名门望族》的报道。我们当时的想法是，采访晚清民国广州大家族的后人，重现家族的社会生态和变迁，实际上就是口述历史。从2007到2008年，《名门望族》一共刊出了60多期，分为行商家族、文化名流、西关大户、中医世家等。本次结集出书的部分，正是当时报道的23个中医家族。

8年时光匆匆而过。我一直想把《名门望族》系列报道结集成书。2012年，曾经一度把此事提上议程，当时报社负责出版图书的同事希望先出中医家族系列。于是在那年的夏天，我们参与中医家族报道的全体同事都动员起来为出书而准备，书稿很快整理就绪。遗憾的是，几经联系出版社，迟迟未有结果。

我想保存历史记录，尤其是当时的系列报道，这是我的某种责任。尤其是在传统媒体受到互联网剧烈冲击的今日，当年参与《名门望族》系列报道的同事大多数都离开了报社，只剩下我最熟悉前前后后，也收集了比较全的图文资料。2016年的春天，我向南方日报出版社社长助理刘志一老师汇报此事，他觉得此书有一定的价值，尤其是在国家把中医药纳入国家战略的新时期，广东作为中医药的大省和强省，需要这样一本历史记录。于是，我再次启动了出书的准备工作。

尽管此书所汇集的故事与报道都是八九年前所采访，但仍然具有重要的价值。首先是保存历史。《岭南中医世家》这本书，可以说是中医家族的口述史，反映近现代的广州知名中医家族，是如何走上中医的道路，在大时代的动荡中如何坚守，有医术，更有仁心。当时的采访，相信后人想了解中医的发展传承，是很好的口述历史资料。

其次，增进友情。在书稿的整理过程中，我希望能让当时的受访者重新审定内容，以求更加准确。能够联系上的家族后人，我都尽量去逐一拜访，送样稿上门，多年未见，往日历历在目，加深了彼此的联系。中医世家的后人也很希望此书能够出版，保留一份资料。

更重要的是，我们希望中医世家的高尚情怀能够传承下去。从中医后人或者学生的讲述中，我们深深感受到，当年的老中医仁心医德，令人动容，值得今人学习。

当此书进入校对阶段，即将印刷的时候，回顾过往，我要感谢很多师友。首先要感谢南方日报出版社社长助理刘志一老师，没有他的大力支持，此书可能就没有面世的机会了。广州中医药大学基础医学院院长郑洪老师、副院长张壮涛老师，对此书的出版给予大力帮助。郑洪老师曾任广东省中医药博物馆副馆长，对于岭南中医史素有专攻，当时在做中医世家的报道时，我就曾电话请教过郑老师。在此书即将出版之际，郑洪老师还为本书写了推荐词。

感谢正安中医创始人、凤凰卫视原知名主持人、百度原副总裁梁冬先生为本书作序鼓励。近年来，梁冬先生拜国内多位名老中医为师，比如邓铁涛先生等，弘扬中医文化。

感谢广东省卫生和计划生育委员会巡视员廖新波先生在百忙中为本书写了推荐词。

此书能够出版，还必须感谢南方都市报的各位领导以及我曾经所在的广州专刊副刊部、城市杂志中心的各位领导与同事。尽管我于今年5月已经调动到南方日报工作，但是在南方都市报11年的日子，将会深深印在我的心里。

在本书的出版过程中，当时《名门望族》系列报道的统筹编辑钟晨老师，以及参与报道的各位记者都给予了很多支持，对于当时参与报道的编辑和记者，在此特表谢意。

感谢本书责任编辑刘志一、郑颖付出的辛勤劳动。

还要感谢各位中医世家的后人和学生，对书稿的修订同样付出了很多。另外，需要特别说明的是，这本书的采访报道是在2007年9月到2008年4月，本书的出版主要是基于当时的报道，为了尊重历史，本书大体上保持当时报道的原貌，对于后来的人事变化，原则上不再增补，需要增加的地方在括号中注明。对于书稿，我专门送给或寄给梁翰芬家族、何竹林家族、李广海家族、卢仲良家族、薛季宪家族、吴维城家族、韩绍康家族、杨志仁家族、甄梦初家族、罗元恺家族、梁乃津家族、吴粤昌家族、谭烘照家族的后人或学生审阅，本书也吸收了部分修改意见。对于其他家族的后人或学生，因当时的采访对象未能联系上，有的已经离开了我们。书中每个家族的大标题沿用当时报纸上的报道。对于23个家族的排序，本书按照家族题目中的代表医生出生日期排列，一般是采访对象的父辈；吴维城家族和梁念祖家族，这两个同样按照其父辈出生年份排列，特此说明。

本书的最后三个家族，冯耀南、刘俭、刘明，是三位老药工，当年广东省著名的中药专家。中医中药息息相关。这也是三位中药专家少有的采访报道，因此一并纳入本书之中。

最后，我要特别感谢我的太太郭小娜，正是她不断督促，不断鼓励，我才在每一次打算放弃的时候，再次努力。郭小娜也为此书的出版做了很多琐碎的工作。

宋金绪

2016年夏